L'AMI

DES HOMMES.

Tout exemplaire non revêtu de signature sera réputé contrefait et poursuivi conformément aux lois.

PARIS. TYPOGRAPHIE PLON FRÈRES, IMPRIMEURS DE L'EMPEREUR.

Rue de Vaugirard, 36.

L'AMI

DES HOMMES

OU EXPOSÉ SIMPLE

DES MOYENS DE CONSERVER LA SANTÉ

ET DE PROLONGER AUTANT QUE POSSIBLE LA DURÉE DE LA VIE,

PAR

M. LE DOCTEUR PÉTRON,

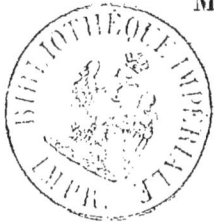

TRAITÉ

D'HYGIÈNE ET DE MÉDECINE

APPLIQUÉ A TOUS LES AGES DE LA VIE
ET MIS A LA PORTÉE DE TOUTES LES CONDITIONS SOCIALES.

PARIS

1853

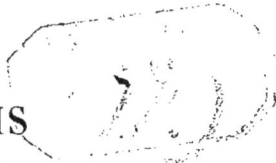

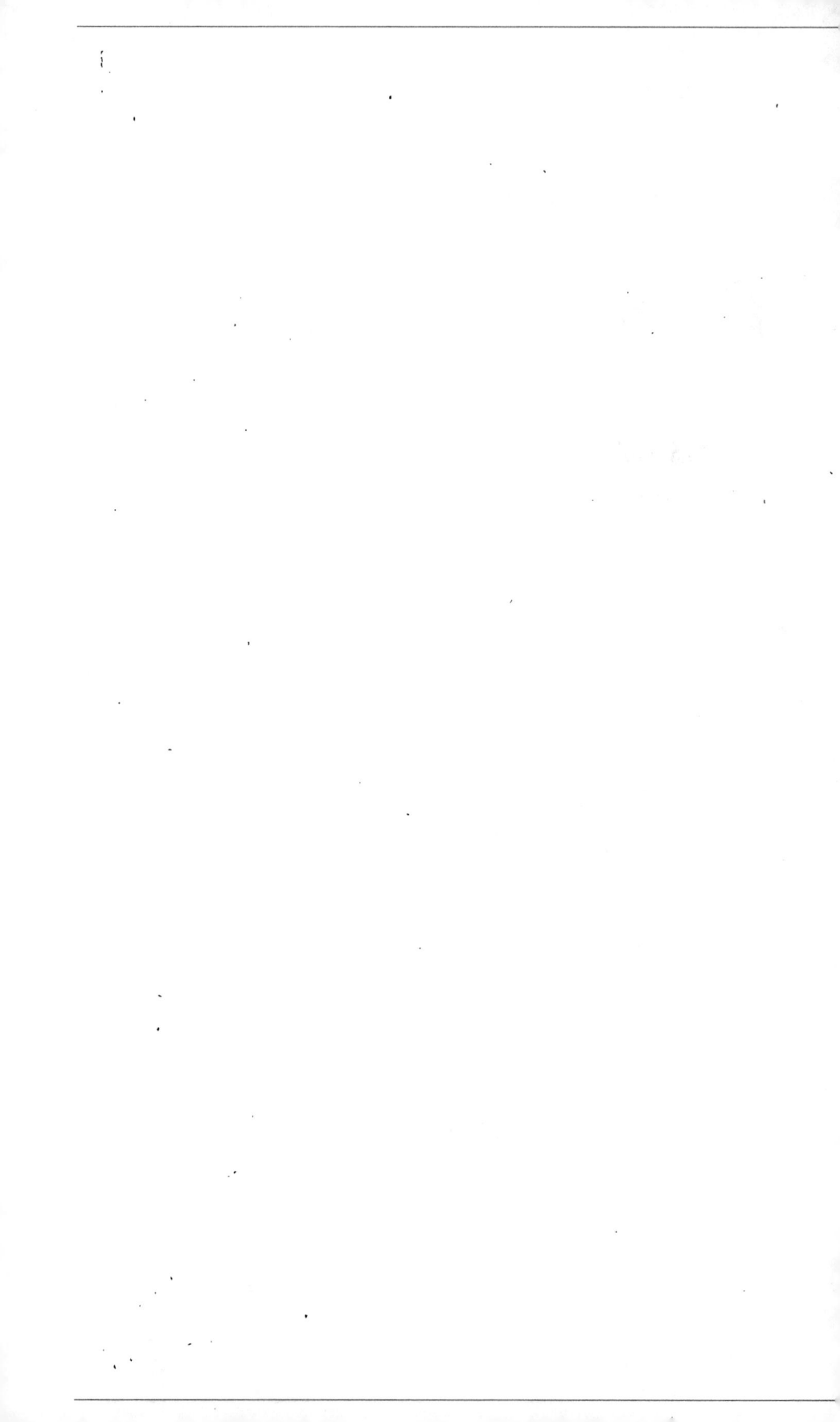

L'AMI
DES HOMMES.

INTRODUCTION.

Nosce te ipsum.
Connais-toi toi-même.

Frappé de la mortalité effrayante qui atteint parfois nos populations; éclairé par la réflexion et par l'expérience sur les causes de cette mortalité, j'ai résolu de mettre la main à l'œuvre pour montrer aux hommes les obstacles qui s'opposent à la prolongation de leur existence jusqu'au terme ordinaire et régulier de la vie humaine.

Dieu en créant l'homme lui a, par son souffle divin, ou plutôt, par sa volonté créatrice, donné, dès son origine, une FORCE VITALE, capable de RÉSISTER à toutes les causes et agents physiques qui tendent sans cesse à affaiblir et à détruire en lui le principe de la vie.

En remontant à l'époque de la création, nous voyons l'homme atteindre par SA FORCE DE RÉSISTANCE VITALE une LONGÉVITÉ telle, que si l'Écriture sainte ne nous l'affirmait, nous serions tentés d'en douter.

Depuis le déluge, la durée ordinaire de la vie n'a pas de beaucoup dépassé les limites auxquelles on voit parvenir de nos jours certaines organisations privilégiées.

Peu à peu, à mesure que les siècles se sont écoulés, la longévité, qui était presque générale, a fini par s'effacer, et la durée ordinaire de la vie ne dépassait guère 70 ans, même dès l'époque du roi David.

Mais à mesure que les siècles s'avancent la longévité disparaît peu à peu de la surface de notre globe, au point que de nos jours la proportion des hommes qui parviennent jusqu'à 70 ans est très-minime par rapport aux naissances et aux populations. Encore la plupart de ceux qui parviennent à cet âge sont-ils atteints de lésions organiques ou d'infirmités incurables. Aussi la génération actuelle ne peut-elle plus compter qu'un petit nombre d'individus privilégiés qui atteignent l'âge mûr des temps anciens, 90 à 100 ans.

A quelle cause faut-il donc attribuer ce décroissement excessif de la vie? Le PRINCIPE VITAL, ou bien cette FORCE DE RÉSISTANCE, présent ineffable du Créateur à la plus parfaite de ses créatures organisées, a-t-il donc failli dans les mains de son auteur? Nous ne le pensons pas. C'est, au contraire, l'homme lui-même *qui a étouffé dans son sein le foyer de la vie* et qui tend incessamment à en tarir la source.

C'est pour rechercher autant qu'il est possible les causes qui, chaque jour, détruisent la santé de l'homme et s'opposent à la prolongation de son existence, que nous avons mis la main à la plume. C'est pour le diriger dans le sentier si difficile de la vie que nous avons entrepris d'écrire cet ouvrage. Sans doute, nous ne nous faisons pas illusion sur les difficultés et les obstacles sans nombre qui se rencontreront sous nos pas, mais animé d'une grande confiance dans la divine providence, nous espérons que notre œuvre, quoique imparfaite, sera néanmoins utile.

Ainsi, le but que nous nous sommes proposé en

écrivant c'est la SANTÉ et une LONGUE VIE, et nous avons fait en sorte de n'omettre rien de ce qui peut nous conduire à ce double but. Pour l'atteindre, nous avons pris l'homme à sa naissance, et passant par tous les âges successivement, nous l'avons conduit jusqu'à la décrépitude, et à la mort par l'extinction naturelle de la vie.

Nous avons divisé la durée totale de la vie en six âges, ou époques principales; ce sont : 1° l'ENFANCE, divisée en deux périodes et qui comprend l'adolescence ; 2° la PUBERTÉ ; 3° la JEUNESSE ; 4° l'AGE VIRIL ; 5° l'AGE DU RETOUR ; 6° la VIEILLESSE, qui, comme l'enfance, se divise en deux périodes.

Nous avons divisé notre ouvrage en deux parties : la première traite de l'hygiène qui convient à chaque âge ; la seconde s'occupe des maladies qui se rattachent principalement à chacun de ces âges.

Sous le rapport de l'hygiène, nous avons donné des conseils généraux, qui se rapportent aux influences extérieures, sur notre organisme ; et de plus, nous avons donné aussi des conseils moraux, basés sur la nature de notre organisation et sur les besoins qui s'y rattachent. Nous avons insisté principalement sur la nécessité qu'il y a pour l'homme de suivre les règles de la tempérance et de la sagesse s'il veut conserver sa santé et vivre longtemps.

Dans l'enfance, la puberté et la jeunesse, nous avons abordé la partie morale de l'homme, autant qu'elle se rapporte au but que nous nous sommes proposé, la santé et une longue vie, et nous nous sommes surtout appliqué à servir de guide aux parents, et aux personnes chargées de l'éducation, dans la recherche des moyens propres à développer à la fois le physique, le moral et l'intelligence des jeunes gens confiés à leurs soins, et nous avons posé à l'égard de l'éducation quelques principes fondés sur les lois qui régissent l'organisation.

Dans toutes les parties qui touchent les mœurs nous avons évité avec soin tout ce qui peut démoraliser la jeunesse et favoriser les passions, car notre but essentiel, c'est d'empêcher la perversion et la démoralisation, et nous avons mis sous les yeux de nos lecteurs des tableaux capables d'effrayer ceux qui ne seraient pas encore profondément pervertis, afin de les ramener dans la bonne voie par la perspective de la santé et d'une longue vie.

Sous le rapport des maladies, nous nous sommes occupé seulement de celles que l'homme peut éviter en suivant les règles d'une sage hygiène, surtout de celles qui résultent soit des écarts de régime, soit du défaut de précautions hygiéniques.

Nous avons principalement insisté sur celles qui sont occasionnées par les excès de l'intempérance et des passions, afin de faire connaître à l'homme qui veut réfléchir où le conduisent les excès auxquels il s'abandonne si souvent.

A chaque maladie, nous avons indiqué les causes qui peuvent la produire et les moyens de l'éviter, puis les signes auxquels on reconnaît qu'on en est menacé, et enfin, les symptômes initiaux au moyen desquels on reconnaît que la maladie est déclarée. Quant au .traitement, nous nous sommes abstenu, car il n'appartient qu'au médecin seul, et lorsqu'il voit le malade, de prescrire des moyens de traitement appropriés.

Dans tout le cours de notre ouvrage nous nous sommes surtout attaché à combattre une foule de préjugés, qui, chaque jour, opposent une barrière infranchissable aux efforts de la nature médicatrice et aux secours de l'art; car, nous devons le dire, le préjugé est et sera toujours pour les médecins l'obstacle le plus difficile à vaincre pour obtenir la guérison des maladies, et nous pouvons affirmer sans crainte d'être démenti, que c'est là la cause principale qui enlève tous les jours une foule de malades.

Aussi le but essentiel de la partie médicale de notre travail est-il d'abord d'inspirer aux malades de la confiance dans leur médecin, et surtout une grande docilité à suivre ses conseils, en leur faisant bien comprendre toute l'importance qu'ils ont pour le rétablissement de leur santé, et ensuite, de relever aux yeux du public la noblesse et la dignité de la science représentée par le corps médical, et cela, dans l'intérêt de l'humanité. Nous pensons qu'il sera facile à toute personne dégagée de prévention et de préjugé, lorsqu'elle aura bien compris notre pensée, de juger mieux les hommes qui représentent la science et de savoir distinguer le mérite et la vraie science d'avec la fausse science, et la médecine spéculative, exploitée de nos jours par le charlatanisme le plus éhonté.

Le besoin d'un traité d'hygiène, dans le genre de celui que nous venons offrir au public, se fait généralement sentir. Toute la difficulté était de mettre l'étude de la science de la vie à la portée de tous les hommes capables de la comprendre, par la culture de leur esprit et par leur position sociale, bien qu'ils soient étrangers à la science médicale. Nous pensons avoir atteint ce but par la clarté du style et par la précision des idées renfermées dans notre ouvrage. Nous avons fait en sorte d'être méthodique, clair et précis, nous avons évité, autant que possible, les termes scientifiques, et nous avons donné l'explication de ceux que nous n'avons pu éviter.

Mais avant de nous livrer au hasard d'une publication nous avons soumis notre travail à l'examen judicieux de quelques hommes éclairés et compétents qui nous ont beaucoup encouragé à y mettre la dernière main, à cause du bien qui peut en résulter pour la société; car, dans notre travail, la science de l'homme s'appuie sur la religion, qui vient à son tour éclairer la science pour élever l'homme jusqu'à son Auteur.

Aussi notre œuvre s'adresse-t-elle principalement au clergé, auquel elle se recommande d'une manière toute spéciale à cause des preuves que la religion reçoit de la science de la vie, et par les notions importantes qu'elle renferme sur l'organisation et les lois qui la régissent, d'où dérivent la connaissance du cœur humain et les principes de morale qui s'y rattachent. Car, comme le dit l'illustre Bossuet, la connaissance de Dieu et de soi-même est la base de toute bonne philosophie. Ensuite elle se recommande aux proviseurs, aux professeurs, aux chefs d'institution, comme aussi aux pères de famille, et en général à toute personne chargée de l'éducation de la jeunesse.

Car *la jeunesse, c'est l'avenir de la France,* c'est le pays, c'est la nation : si la jeunesse actuelle et les générations qui viendront après nous sont composées d'hommes vertueux et animés de *sentiments nobles* et bienveillants, notre France, NOTRE BELLE FRANCE *ne sera plus exposée aux dangers de l'anarchie, du pillage et de la destruction.*

Aussi, cette œuvre, entreprise dans le but unique de favoriser la régénération sociale qui s'accomplit, est-elle destinée à enseigner aux hommes les moyens de posséder la santé et d'accroître leur bien-être physique et moral, en réveillant dans le cœur humain : L'AMOUR DIVIN comme PRINCIPE DE TOUT BIEN, et L'AMOUR DE LA FAMILLE comme PRINCIPE DE TOUT BONHEUR.

A ces sentiments se rattachent comme conséquence l'amour de la patrie, l'obéissance aux lois et l'amour de nos frères, qui n'est autre que la charité.

C'est sur ces sentiments et sur l'accomplissement des devoirs qu'ils imposent que reposent la base du lien social et la durée des nations.

C'est aussi sur cette BASE INÉBRANLABLE, but essentiel de la *création*, que l'homme raisonnable trouve les *éléments de la santé et d'une longue vie*.

Comme preuve de ce que nous venons d'avancer, nous posons en principe :

Que la *société humaine* repose sur *l'harmonie des nations ;*

Que *chaque nation* repose sur *l'harmonie des pouvoirs* qui la gouvernent, et des *familles* qui la composent;

Que *chaque famille* repose sur *l'harmonie des membres* qui lui appartiennent;

Comme la *santé de l'homme* repose sur *l'harmonie de ses fonctions organiques;*

Comme aussi c'est sur *l'harmonie* que repose *l'ensemble de l'univers.*

DIEU SEUL EST LE PRINCIPE ET LA FIN DE CETTE HARMONIE. Il en a posé les bases et établi la *loi.*

Cette loi repose sur un *principe unique et fondamental :*

Dans *l'ordre de l'univers,* on l'appelle *attraction ;*

Dans *l'ordre social,* on l'appelle *gouvernement ;*

Dans *l'économie vivante,* c'est la *force vitale;*

Dans *l'ordre moral,* on l'appelle *sympathie, amour, charité;*

Dans *l'ordre intellectuel,* c'est la *raison;*

Et au-dessus de la raison humaine, se place naturellement le *principe essentiel de toute harmonie,* l'intelligence créatrice, DIEU SEUL ! ! !

Pour développer le grand principe de l'harmonie

universelle que nous venons de poser, supposons que cette loi fondamentale, ce principe unique de toute harmonie soit pour un instant interverti dans notre univers, notre globe terrestre projeté hors de sa sphère d'activité éprouvera un horrible *cataclysme*. La nature entière sera à l'instant même bouleversée et anéantie. Ce serait pour nous la fin du monde.

Dans l'ORDRE DES NATIONS, dès qu'un peuple a détruit en lui les principes d'équité et de sagesse sur lesquels reposait sa force et qu'il les a remplacés par l'ÉGOÏSME et les funestes passions qui en dérivent, il a RENVERSÉ LA LOI DE L'HARMONIE, et s'il persiste dans cette voie de désordre et de ruine il sera bientôt rayé du nombre des nations.

La FAMILLE elle-même dont le lien ne repose pas sur la réciprocité des SENTIMENTS NOBLES ET AFFECTUEUX qui la constituent, cette famille n'existe que de nom, en fait, elle n'existe pas, parce qu'elle n'a pas pour base la LOI DE L'HARMONIE qui seule en cimente l'union.

Enfin nous prouverons partout, dans le cours de cet ouvrage, que la SANTÉ repose sur l'HARMONIE DES FONCTIONS DE L'ORGANISME, et que toujours la maladie résulte du désordre survenu dans l'accomplissement de ces mêmes fonctions sous l'influence d'une foule de causes qui viennent de toute part troubler cette harmonie.

PROLÉGOMÈNES.

Avant d'introduire le lecteur dans le domaine de l'hygiène, nous avons pensé qu'il était convenable de lui donner quelques notions sur l'organisation. Elles nous serviront de prolégomènes; car, puisque l'hygiène est cette partie de la science médicale qui enseigne les moyens de conserver la santé, il faut savoir en quoi consiste la santé. Elle résulte, comme nous l'avons dit, de l'harmonie qui doit exister entre toutes les fonctions de l'économie, et l'économie se compose de l'ensemble de tous les organes qui constituent le corps humain.

Il importe donc, pour comprendre l'hygiène de l'homme, de connaître les fonctions de l'organisme et les organes qui sont chargés de les accomplir. Mais l'étude des organes et celle des fonctions qui s'y rattachent rentrent dans le domaine de l'*anatomie* et de la *physiologie*, qui sont deux branches importantes de la science médicale. Nous allons entrer dans quelques détails à ce sujet, et nous réduirons cette étude à sa plus simple expression.

Afin de mettre nos lecteurs à portée de comprendre l'organisation de l'homme et les lois qui la régissent, nous avons pensé qu'il était indispensable pour les initier à la science de la vie de joindre à notre ouvrage des planches d'anatomie exécutées avec soin et avec précision. Une note explicative, jointe à chaque planche, donnera au lecteur la connaissance exacte des fonctions organiques que nous allons décrire.

Nous diviserons en trois ordres les fonctions de l'organisme sous le rapport de l'hygiène : fonctions vitales, fonctions nutritives, fonctions dépuratrices.

Ier ORDRE. — *Fonctions vitales.*

Sous le nom de fonctions vitales, on désigne les fonctions essentielles à la vie ; leur importance est telle, que la cessation même momentanée de l'une d'elles entraîne immédiatement la perte de la vie. Il y en a trois ; ce sont : l'innervation, la circulation et la respiration.

INNERVATION.

1. Cette grande fonction a pour organes ou pour appareil organique tout l'ensemble du *système nerveux,* que l'on peut partager, d'après la nature de ses fonctions, en deux grandes divisions : le système nerveux cérébro-spinal et le système nerveux sympathique ou ganglionnaire.

1° Le SYSTÈME NERVEUX CÉRÉBRO-SPINAL est affecté aux fonctions de la vie de relation. Il se compose du cerveau et du cervelet, qui lui est annexé, et, de plus, d'un prolongement qui, à son origine, fait partie de sa substance même, et qui, ensuite, parcourt tout le trajet de la colonne vertébrale. C'est la moelle épinière.

2. Le CERVEAU est un organe mou, composé de pulpe nerveuse superposée par couches, qui forme, par son ensemble, un grand nombre de circonvolutions. De sa base partent tous les nerfs qui vont animer tous les organes des sens, aussi bien ceux qui président à la sen-

sibilité que ceux qui appartiennent au mouvement volontaire. Il est le point de départ et le centre de tous les
phénomènes de la vie de relation.

Il est l'ORGANE DE L'INTELLIGENCE et des nobles FACUL-
TÉS DE L'AME. Il est l'INSTRUMENT qui sert principalement
à la manifestation de ses opérations ou de ses facultés
supérieures, et, en particulier, de la RAISON et de la
VOLONTÉ. La perception, la comparaison et le jugement
y ont leur siége, et par l'ACTION DU PRINCIPE IMMATÉRIEL
il produit l'IDÉE immatérielle comme son principe, à laquelle se rattachent tous les phénomènes de la PENSÉE
HUMAINE.

3. La MOELLE ÉPINIÈRE donne naissance, dans toute
sa longueur, à de gros cordons nerveux qui, par leurs
divisions et subdivisions, vont se rendre dans tous les
organes du sentiment et du mouvement (la *peau* et les
muscles). Arrivés dans chaque muscle et sous la peau,
chaque subdivision se ramifie à l'infini pour animer
toutes les fibres de chaque muscle et tous les points de
la peau. Elle est donc l'organe de la *sensibilité générale*
et du *mouvement volontaire*.

4. L'AGENT ESSENTIEL des phénomènes de la vie :
c'est l'INFLUX NERVEUX. Pour expliquer son mode d'action et ses effets, on a comparé le cerveau et le cervelet à une pile électrique. On sait que les deux
éléments qui composent la pile (*cuivre* et *zinc*) étant
superposés et mis en contact avec un liquide acidulé dégagent un principe d'action, que l'on a désigné sous le nom de *fluide électrique*. Ce principe, qui
n'est autre que l'électricité atmosphérique, est transmis-
sible aux corps vivants à l'aide de corps conducteurs,
et principalement des métaux; mais il ne nous est
pas connu dans son essence, il est seulement appréciable dans ses effets. C'est lui qui constitue dans la

nature physique l'élément des *éclairs* et de la *foudre*.

Le cerveau et surtout le cervelet, par leur organisation, sont généralement considérés par les physiologistes comme une véritable pile, adaptée à l'économie animale, dégageant incessamment un *principe d'action*, qui, transmis par les conducteurs nerveux aux organes des sens et du mouvement volontaire, serait l'*agent essentiel des phénomènes de la vie*. Ce principe, tout à fait analogue au fluide électrique, a été désigné sous le nom de *fluide nerveux*. Il est comme lui *inconnu dans son essence* et seulement appréciable par ses effets, et ses effets sont l'*animation* du corps organisé; c'est le PRINCIPE VITAL, en un mot c'est la VIE.

5. 2° Le SYSTÈME NERVEUX SYMPATHIQUE se compose de ganglions ou de renflements nerveux et de rameaux qui en partent, ou qui y aboutissent. L'ensemble de ce système est réuni et associé par un réseau inextricable dont le point central est formé par un ganglion principal, assez volumineux, de forme semi-elliptique, auquel on a donné le nom de ganglion semi-lunaire. Les ramifications de ce système sont infinies et elles sont répandues dans tous les organes, principalement dans les organes des sens, et jusque dans le cerveau. Partout il communique avec le système nerveux de la vie de relation par des ganglions et par des rameaux. Le centre de ce système, ou le ganglion semi-lunaire dont nous venons de parler, est situé au centre d'un plexus ou lacis nerveux qui siége derrière l'estomac. Il répond à l'épigastre (*creux de l'estomac*), c'est là aussi que l'homme ressent les impressions morales.

Le *centre* nerveux *épigastrique* est l'organe du *sentiment* ou du SENS MORAL. Il est le siége de la CONSCIENCE. C'est là que se font les impressions agréables ou pénibles, et c'est de ce centre que partent les *réactions* qui provoquent les manifestations instinctives qui se rapportent à la *sympathie* ou à l'*antipathie*.

Le système nerveux ganglionnaire est le siége des appétits ou des besoins organiques, il est l'organe affecté à l'INSTINCT. Il est par conséquent le point de départ des passions bonnes ou mauvaises; ainsi : l'amour moral, l'amitié, la charité, l'espérance, la joie et le sentiment du bonheur ont leur source en lui; de même que l'envie, la jalousie, la haine, la vengeance, la peine et le remords.

Nous avons dit que le système nerveux sympathique ou ganglionnaire a des connexions directes avec le système nerveux cérébro-spinal, et, en particulier, avec chacun des organes des sens et jusque dans le cerveau lui-même. Ceci explique pourquoi, lorsque nos sens sont en rapport avec les objets extérieurs, ce centre reçoit immédiatement une impression agréable ou pénible qui éveille aussitôt la sympathie ou l'antipathie, le courage ou la peur. Voilà aussi pourquoi les organes des sens et même souvent la volonté subissent l'influence de ce système lorsque l'instinct ou les passions sont en quelque sorte devenus supérieurs à la raison, et cela arrive lorsque cette noble faculté de l'âme a perdu son énergie, parce que l'homme l'a dégradée et asservie aux passions mauvaises d'un instinct perverti.

Le système nerveux ganglionnaire est non-seulement affecté aux phénomènes de la vie instinctive dont nous venons de parler, mais il remplit encore d'importantes fonctions. Il est l'AGENT ESSENTIEL DES FONCTIONS VITALES et des fonctions nutritives, et même des fonctions dépuratrices; ainsi, le cœur, les poumons, les organes digestifs et plusieurs des organes dépurateurs sont principalement sous son influence directe ou immédiate. Ainsi donc, c'est en lui que réside le PRINCIPE DE LA VIE, puisqu'il en anime les foyers, et, chose très-remarquable, il est complétement indépendant de la volonté.

Dieu a voulu qu'il en fût ainsi; car, si l'homme avait reçu la faculté d'agir, par sa volonté, sur les fonctions importantes que ce système régit, s'il eût pu, à son gré, suspendre les mouvements de la respiration ou du cœur, il eût pu par un seul acte de sa volonté éteindre en lui le foyer de la vie; mais il n'en est pas ainsi; jamais il n'a été donné à un seul homme de se donner ainsi la mort. C'est la preuve évidente que Dieu réprouve le suicide. A lui seul appartient de donner la vie, lui seul peut aussi la retirer quand il lui plaît.

CIRCULATION.

6. Cette importante fonction est la seconde des fonctions vitales. Son appareil organique se compose du CŒUR, des ARTÈRES, des VEINES et comme lien intermédiaire entre les artères et les veines, du système des VAISSEAUX CAPILLAIRES.

Pour comprendre cette grande fonction, il faut savoir que le cœur, organe principal et central de la circulation, se compose de quatre cavités, deux à droite et deux à gauche, c'est-à-dire une oreillette et un ventricule de chaque côté; que les artères sont des canaux qui, par leur ensemble, composent un arbre dont le tronc part du ventricule gauche du cœur et dont les ramuscules finissent dans tous les organes de l'économie; que les veines composent aussi un arbre dont les ramuscules commencent où finissent les ramuscules des artères et dont le tronc vient aboutir à l'oreillette droite du cœur. Il faut savoir, en outre, que les quatre cavités du cœur communiquent entre elles par des orifices; c'est-à-dire que l'oreillette droite communique avec le ventricule droit et l'oreillette gauche avec le ventricule gauche, et que chaque ventricule s'ouvre dans l'orifice des gros vaisseaux qui sont inhérents à la substance même du cœur, ce sont l'aorte et la veine cave. Toutes ces ouvertures de communication sont garnies de valvules. Ce sont des espèces de soupapes ou replis membraneux qui, fixés aux parois du cœur, se soulèvent pour laisser passer l'ondée de sang, projetée par la contraction des ventricules, et qui s'abaissent aussitôt qu'elle est passée pour oblitérer les orifices afin de l'empêcher de rétrograder.

Ce simple aperçu sur la structure du cœur suffit pour faire comprendre le mécanisme de la circulation. Il s'opère ainsi :

7. Le cœur, sous l'influence du système nerveux, se contracte ou se resserre sur lui-même et par ce mouvement de contraction *il chasse de ses cavités gauches* le sang vivifié et le pousse dans les artères successivement depuis les gros troncs jusqu'aux dernières ramifications artérielles. Le sang arrive ainsi, dans toutes les parties du corps, et dans tous les organes qu'il stimule et qu'il nourrit, ce mouvement progressif du sang, dans les vaisseaux artériels, s'opère d'une part, sous l'action d'une force impulsive particulière au cœur et de l'autre sous l'influence de la contractilité des vaisseaux eux-mêmes. Lorsqu'il est arrivé jusqu'aux dernières ramifications de l'arbre artériel, il est *repris par les radicules des veines* et traversant de nouveau tous les organes dépourvu de ses principes vivifiants il revient successivement par l'ensemble du système veineux qui *le rapporte dans les cavités droites du cœur.* Ce mouvement de retour du sang s'opère en vertu d'une force que l'on a désignée sous le nom de *vis-à-tergo*, c'est-à-dire qui pousse par derrière. Le sang revenu au cœur

2.

dépourvu de ses principes vivifiants et nutritifs, va les réparer dans la troisième des fonctions vitales, qui est la respiration.

RESPIRATION.

8. Cette fonction a pour organe essentiel les DEUX POUMONS qui remplissent en grande partie la cavité de la poitrine. Son appareil organique se compose : 1° de l'arbre bronchique qui commence au larynx et finit aux vésicules pulmonaires, c'est le canal aérien avec ses divisions et ses ramifications ; 2° de vaisseaux sanguins qui sont de deux ordres et qui par leur ensemble composent la circulation pulmonaire ou petite circulation. Le premier ordre comprend l'artère pulmonaire et ses divisions. Elle part du ventricule droit du cœur et traverse les poumons, où elle se ramifie à l'infini jusque dans les vésicules pulmonaires. Le second ordre se compose de la veine pulmonaire dont les radicules commencent dans les vésicules des poumons et font suite aux dernières ramifications de l'artère pulmonaire et dont le tronc aboutit à l'oreillette gauche du cœur.

Cette importante fonction a pour but la RÉVIVIFICATION DU SANG par l'air atmosphérique. Ainsi le sang rapporté au cœur par les veines, après avoir servi à la nutrition et à la vie des organes, est de nouveau chassé de ses cavités droites, et poussé dans l'artère pulmonaire, jusqu'à ses dernières ramifications. Arrivé aux vésicules des poumons il se trouve en contact avec l'air atmosphérique qui y a été introduit dans l'acte de la respiration. Là il se passe une ACTION VITALE en vertu de laquelle le sang noir mis en contact avec l'air absorbe une certaine quantité d'oxygène, gaz vivifiant que l'air contient, et à l'instant même le sang reprend sa couleur rouge et ses principes stimulants qu'il avait perdus et il est alors de nouveau propre à l'entretien de la vie.

Ainsi révivifié, il est repris par les radicules des veines pulmonaires, et par ces vaisseaux, il est rapporté dans les cavités gauche du cœur, d'où il est de nouveau chassé dans tous les organes et porté par les artères de la grande circulation pour servir immédiatement à l'entretien de la vie.

9. Ainsi s'accomplissent simultanément deux importantes fonctions, deux actes inséparables de la vie; elles s'accomplissent sous l'influence de la force vitale, dont l'agent essentiel le principe vital réside dans les deux système nerveux, et en particulier dans le système nerveux ganglionnaire ou sympathique.

Ces trois grandes fonctions : innervation, circulation, respiration, sont liées entre elles et inséparables à un tel point, que la cessation même instantanée de l'une d'elles entraîne immédiatement l'extinction de la vie. Aussi ces trois grandes fonctions ont-elles été appelées le TRÉPIED VITAL.

Ainsi s'explique la vie. C'est un CERCLE. On ne peut dire ni où elle commence ni où elle finit. On demandait un jour à Hippocrate la définition de la vie. Il traça un cercle sur le sable. Idée sublime, réponse mémorable qui prouvait la grandeur de son génie.

O sagesse admirable et infinie de l'intelligence créatrice! qui pourrait ne pas t'adorer et s'incliner en voyant la perfection du plus beau de tes ouvrages! et l'homme qui comprend ces merveilles de l'organisation pourrait-il ne pas adorer et croire!!

IIᵉ ORDRE. — *Fonctions nutritives.*

10. L'ensemble de ces fonctions a pour but la prépa-

ration des matériaux destinés à réparer les pertes que l'organisme fait incessamment, et de plus, l'assimilation de ces matériaux par les organes eux-mêmes.

Cette grande fonction commence dans l'estomac, et elle se termine dans les parenchymes, ou tissus organiques. Elle a pour organes d'élaboration et de préparation l'estomac et les intestins, pour organes de transport les vaisseaux chylifères des intestins et les vaisseaux lymphatiques de toutes les parties du corps, et par suite le système sanguin artériel; et pour organes d'assimilation tous les organes qui composent le corps humain, qui y puisent incessamment les éléments nécessaires à leur accroissement et à l'entretien de la vie.

Toutes ces fonctions s'accomplissent sous l'influence de la force vitale qui y préside comme force digestive, comme force circulatoire et comme force assimilatrice.

Cette fonction importante que l'on appelle la NUTRITION s'accomplit par les actes successifs que nous allons décrire : lorsque l'ESTOMAC a reçu les aliments qui doivent servir à la réparation, il entre aussitôt en fonction et il les transforme en une masse homogène que l'on appelle le CHYME. Cette première préparation demande à peu près deux ou trois heures. Ainsi réduite, la masse alimentaire franchit le pylore, ou l'orifice inférieur de l'estomac, et passe dans la première portion de l'intestin grêle, où elle se mêle avec la bile et d'autres fluides qui s'y trouvent versés. Poussée par un mouvement particulier du canal intestinal, elle traverse toute la longue portion de l'intestin grêle, dans laquelle elle acquiert une grande fluidité. Alors commence la séparation de la partie nutritive de l'aliment de celle qui doit être rejetée, cette partie nutritive s'appelle le CHYLE. En traversant le canal intestinal les parties chyleuses de la masse alimentaire sont absorbées par des vaisseaux lymphatiques excessivement nombreux sur toute cette partie de l'intestin, de telle sorte qu'à mesure qu'elle descend plus bas, elle perd sa fluidité, et arrivée dans le gros intestin elle s'épaissit et se moule peu à peu, de manière que dans le rectum elle se trouve réduite à sa partie excrémentitielle qui est expulsée par l'acte de la défécation.

Le chyle absorbé par les radicules des vaisseaux chylifères, circule dans ces vaisseaux des branches vers les troncs, en traversant une quantité considérable de ganglions lymphatiques, dans lesquels il subit une première élaboration, puis il arrive dans le canal thoracique situé dans la cavité de la poitrine, le long de la colonne vertébrale. Ce vaisseau le verse dans la veine sous-clavière gauche, et alors il se mêle au sang, dont il prend tous les caractères, en traversant les poumons dans l'acte de la respiration.

IIIᵉ Ordre. — *Fonctions dépuratrices.*

Sous le rapport de l'hygiène il y en a trois importantes à connaître; ce sont : la sécrétion cutanée (*de la peau*), la sécrétion urinaire, et la sécrétion biliaire.

11. *Généralités.* — Ces fonctions sont destinées à maintenir l'équilibre ou l'*harmonie* entre toutes les autres fonctions, et principalement celles que nous venons de passer en revue. Elles ont pour but l'*élimination incessante des principes nuisibles et inassimilables, développés, introduits ou retenus dans l'organisme;* principes qui, par leur présence dans le sang, occasionnent des maladies. On voit par là combien elles sont essentielles à la santé et à l'entretien de la vie.

Ces principes hétérogènes au sang, proviennent de trois sources principales; ce sont : 1° des RÉSIDUS DE LA

NUTRITION dont nous venons de parler, lesquels introduits dans le sang avec le chyle, en sont séparés par les organes dépurateurs, puis expulsés; 2° ce sont des MOLÉCULES PROVENANT DU MOUVEMENT DE DÉCOMPOSITION qui s'opère au sein des organes, et en vertu duquel les particules de ces organes trop animalisées, sont déplacées, puis remplacées par des particules nouvelles sous l'influence d'une action vitale qui constitue la nutrition; 3° ce sont, enfin, des PRINCIPES PROVENANT D'UNE HUMEUR EXCRÉMENTITIELLE, celle de la transpiration par exemple, qui au lieu d'être expulsée se trouve momentanément retenue dans le sang par l'effet de causes très-variées.

Toutes ces fonctions dépuratrices s'accomplissent sous l'influence de la FORCE VITALE qui y préside comme force ou puissance CONSERVATRICE.

1° La transpiration.

12. Dans l'ordre de la santé, cette fonction dépuratrice est la plus importante de toutes; car c'est à sa suppression et aux anomalies qu'elle présente que l'homme doit la plupart des maladies accidentelles dont il est atteint. Son organe essentiel C'EST LA PEAU, enveloppe extérieure qui recouvre toute la périphérie du corps. La peau est donc l'organe dépurateur par excellence; seul, il peut même quelquefois suppléer tous les autres. Cette dépuration s'opère par la voie des vaisseaux exhalants qui sont multipliés à l'infini sous l'épiderme. L'humeur de la transpiration est formée par la *partie séreuse du sang,* et avec elle s'échappent par les pores de la peau des éléments hétérogènes dont la présence est nuisible dans l'économie; elle se produit sous la forme d'une vapeur légère.

L'importance de cette fonction est telle, qu'il a été

prouvé par des expériences très-concluantes que si un homme prend tous les jours 4 kilogrammes d'aliments solides et liquides, il perd au moins 2 kilog. 50 de ce poids par la transpiration.

Dans l'état de repos, lorsque cette exhalation est modérée et que le produit de cette sécrétion s'évapore, à mesure qu'il se forme, la *transpiration* est *insensible;* on ne s'aperçoit pas qu'elle s'opère. Mais quand l'exhalation est supérieure à l'évaporation elle se condense à la surface de la peau et elle se répand en gouttelettes, c'est la *sueur*. C'est ce qui arrive sous l'influence d'un exercice actif, d'une chaleur prolongée ou intense, des passions violentes et excentriques, et en général des causes qui activent la circulation. Tandis qu'au contraire les causes qui ralentissent le mouvement du sang diminuent aussi la transpiration, et elles peuvent, par cela même, occasionner des maladies. Ainsi agissent le repos prolongé, le séjour habituel dans des lieux froids et chargés de vapeurs humides, les passions tristes et dépressives, les peines morales.

C'est surtout dans l'état de sueur que l'homme doit veiller à ne pas supprimer brusquement sa transpiration; car alors les principes de cette humeur étant retenus dans le sang, circulent avec lui et vont porter l'inflammation sur des organes prédisposés par leur nature ou par leur faiblesse relative à en recevoir l'influence.

Outre la dépuration du sang, cette importante fonction a encore pour but de maintenir la chaleur vitale toujours au même degré par l'évaporation qui se fait incessamment à la surface de la peau. Voilà pourquoi dans l'état de fièvre la peau est sèche et plus chaude que dans l'état normal, tandis que dans l'état de santé, sous l'influence d'un exercice violent ou d'une température élevée, la chaleur de la peau reste constamment

au même degré. Enfin la transpiration a encore pour
effet de rendre la peau plus souple et plus douce au
toucher et, par suite, d'entretenir la sensibilité du tact.

2° La sécrétion urinaire.

13. Deux organes sont affectés à cette fonction dépuratrice, ce sont les REINS. Ils sont situés dans la cavité
abdominale (le *ventre*), un de chaque côté de la colonne
vertébrale, dans les flancs, où ils sont enveloppés d'une
grande quantité de tissu graisseux. Ils ont la forme
d'une fève et 12 à 15 centimètres de longueur. Ils donnent naissance chacun à un canal qui vient aboutir à
la vessie. Ce sont les URETÈRES, ou canaux afférents de
l'urine.

Ils puisent dans le sang artériel les éléments de l'u-
rine; ils les préparent et les élaborent, puis l'urine arrive
à mesure qu'elle se forme par la voie des canaux afférents jusque dans la VESSIE, réservoir où elle séjourne
jusqu'à ce qu'un besoin ressenti dans cet organe en
provoque l'expulsion. C'est encore ici la force vitale qui
préside à tous ces actes.

L'urine est un liquide excrémentitiel aussi extrait du
sérum du sang, chargé de principes souvent très-ani-
malisés divisés ou dissous dans une quantité plus ou
moins grande de fluide aqueux. Elle est quelquefois
sécrétée en quantité considérable, après l'ingestion de
boissons abondantes, plus ou moins stimulantes, et
cette sécrétion s'opère si promptement qu'on est étonné
de la rapidité de la transformation des boissons ingé-
rées. Lorsqu'au contraire, elle se produit en petite quantité et à des intervalles éloignés, l'urine est concentrée
et chargée, et, après qu'elle est refroidie, elle dépose
ordinairement au fond du vase un sédiment ou dépôt

plus ou moins abondant formé de parties solides qui, dans l'état de maladie, constituent des dépôts critiques.

Cette fonction est très-importante pour la santé, et, cependant, elle l'est moins que la transpiration. Ces deux fonctions dépuratrices se suppléent mutuellement suivant les saisons et la température. Ainsi, on transpire beaucoup pendant l'été et on urine peu ; c'est le contraire pendant l'hiver, les urines sont abondantes tandis que la transpiration diminue.

3° *La sécrétion biliaire.*

14. La BILE est le produit de la SÉCRÉTION DU FOIE. C'est un liquide épais, gluant, d'une couleur jaune ou jaune verdâtre, extrait du sang veineux de la cavité abdominale (le *ventre*), qui est apporté au foie par la veine porte. Lorsqu'elle est sécrétée, elle est en partie versée dans l'INTESTIN DUODENUM, et une autre partie arrive dans la VÉSICULE DU FOIE, où elle séjourne plus ou moins longtemps. Elle a pour usages connus d'exciter les fonctions de l'intestin et, par conséquent, de favoriser la digestion ; elle se mêle à la masse alimentaire, puis elle est rejetée avec l'excrément auquel elle donne la coloration qu'il présente. Cette sécrétion augmente pendant le travail de la digestion ; elle est considérable chez les gourmands et chez les personnes qui ont un grand appétit. C'est elle qui, par la coloration qu'elle imprime à la peau, a donné lieu au tempérament bilieux.

Cette fonction est encore dépuratrice, mais elle l'est beaucoup moins que les deux autres. Sous l'influence de certaines causes, elle peut être retenue ou absorbée et alors elle produit l'ictère ou la jaunisse.

15. Nous venons de passer en revue les principales fonctions de l'économie; nous avons vu la force vitale présider comme cause primitive à leur accomplissement. Il importe donc de savoir ce que c'est que cette force vitale. Nous avons emprunté au génie des grands médecins les belles notions que nous allons transmettre à nos lecteurs. Nous les avons puisées dans l'excellent *Traité de thérapeutique* du professeur Trousseau et de son digne collaborateur M. Pidoux. C'est le pivot sur lequel roule tout l'édifice de la science de l'homme. Car l'ensemble de toutes ces fonctions, l'harmonie qui préside à leur accomplissement, leur influence réciproque constituent la NATURE DE L'HOMME PHYSIQUE, et ce que nous entendons par la *nature* c'est la FORCE VITALE EN ACTION.

DE LA FORCE VITALE.

16. La FORCE VITALE n'est autre que la RÉSISTANCE dont chaque organisme est doué, en vertu de laquelle il peut opposer aux causes ou agents physiques, c'est-à-dire aux influences extérieures et aux agents délétères, une réaction puissante, régulière et soutenue par le moyen de laquelle la VIE SE DÉVELOPPE, SE CONSERVE et SE RÉTABLIT, même lorsqu'elle est menacée ou attaquée. C'est à elle que se rapportent tous les phénomènes de la vie organique en santé comme en maladie.

Elle est CONSERVATRICE dans l'état de santé.

Elle est MÉDICATRICE dans l'état de maladie.

Nous allons l'étudier sous le premier de ces deux rapports. Dans la seconde partie de notre travail nous l'étudierons sous le second.

DE LA FORCE VITALE CONSERVATRICE.

17. Considérée comme force ou puissance conservatrice, c'est elle qui organise et qui conserve l'organisme; c'est elle qui rétablit même l'harmonie de ses fonctions, lorsqu'elles sont momentanément troublées ou dérangées : le résultat de son action est toujours le même, car c'est la vie. Cette action est aveugle et purement instinctive, il ne faut pas la confondre avec le principe intelligent et libre; elle s'exerce tout à fait à l'insu du centre pensant.

Il est impossible de connaître à priori le degré de résistance vitale dont chaque homme est doué. Pour en juger, il faut voir l'individu aux prises avec la maladie; car ce n'est que d'après le mode de réaction qu'il opposera aux agents morbifiques, que l'on pourra acquérir cette connaissance. Cependant, on peut dire qu'elle est d'autant plus puissante, d'autant plus énergique et plus salutaire, que la constitution originelle est plus vivace et que les grandes fonctions s'accomplissent avec plus de régularité et d'harmonie; d'une autre part, que cette constitution native n'aura pas été altérée par des écarts de régime, par des excès, ou par des maladies.

18. Cette force de résistance vitale explique comment il se fait que des individus placés tous les jours au milieu d'émanations délétères ou de foyers épidémiques y séjournent et y résistent sans en ressentir la plus légère atteinte.

C'est elle qui chez deux enfants nés à sept mois, pourvus, l'un et l'autre, de tout ce qu'il faut pour vivre, accorde la viabilité à l'un et la refuse à l'autre.

C'est à elle qu'il faut rapporter cette excitation spontanée et cette sédation également spontanée, en vertu de laquelle l'homme peut vivre sous toutes les latitudes, et résister aux variations extrêmes de la chaleur et du froid.

C'est encore elle qui fait que de deux individus affectés au même degré de lésions organiques semblables du poumon ou du cœur l'un vit longtemps et presque sans troubles fonctionnels de l'organe lésé, et même sans de grands dérangements pour la santé, tandis que l'autre succombe rapidement, ou traîne en langueur une vie de souffrance.

19. Mais ce n'est pas dans la force apparente qu'il faut placer le plus grand développement de cette force de résistance vitale, car tous les jours on voit des hommes d'une constitution athlétique, dont le teint est fleuri et le sang fibrineux et riche, ne présenter qu'une résistance vitale faible et désordonnée. Ces hommes, en apparence si vigoureux, sont abattus par un souffle et ne peuvent supporter la moindre perte de ce sang si riche, sans tomber en syncope; ils sont promptement engourdis par le froid et anéantis par la chaleur; placés sous l'influence d'émanations délétères et de foyers épidémiques ou contagieux, ils sont rapidement frappés par la cause morbifique; et la réaction qu'ils opposent, c'est-à-dire la maladie qui s'ensuit, s'accompagne bientôt de symptômes graves de stupeur, de prostration, et l'ataxie ou les désordres nerveux qui surviennent attestent l'incohérence de leur résistance vitale.

A côté de ces individus, on en voit d'autres qui sont maigres, pâles et d'une constitution en apparence chétive, quelquefois affectés d'un vice de conformation congénitale, ou d'une lésion organique acquise, lesquels vivent impunément au milieu d'émanations délétères, ou de foyers épidémiques, et qui, affectés par les causes morbifiques, réagissent salutairement, en opposant une

résistance vitale des plus énergiques et des plus opiniâ-
tres, et ils se sauvent à travers des dangers infinis par
le bienfait de la nature médicatrice; ces hommes supportent beaucoup mieux les pertes de sang; les souffrances physiques et morales ne peuvent les abattre;
soumis à des élévations ou à des abaissements considérables de température, ils opposent facilement une excitation et une sédation spontanée suffisante pour en
neutraliser la funeste influence.

D'après ce qui précède, il est facile de comprendre
ce que nous entendons par la force vitale, et de s'expliquer son mode d'action et sa résistance, on connaît ce
que c'est que la nature conservatrice et la nature médicatrice.

L'enfant, en entrant dans la vie, n'apporte qu'une
force vitale faible et incapable de résister à l'influence
plus ou moins nuisible des agents extérieurs. S'il n'é-
tait promptement secouru il périrait bientôt. Mais, à
mesure qu'il avance dans la vie, il acquiert de la force
et il résiste de mieux en mieux à l'action des causes
qui tendent à affaiblir ou à détruire chez lui le mouvement de la vie. Nous verrons plus loin que le moyen
de fortifier sa constitution et de développer cette force
de résistance, est de l'accoutumer par degrés à supporter les variations de la température et à réagir contre
les agents extérieurs.

C'est ainsi que *se développe et s'accroît cette force de
résistance vitale*, et nous verrons aussi ailleurs (30) que
plus cette force de résistance est grande et énergique,
plus aussi la constitution est forte et harmonique, et
moins, par conséquent, l'organisme est facilement dé-

rangé par les causes et agents morbifiques. Elle est donc le fondement d'une santé régulière et d'une longue vie.

Si une cause de maladie vient agir sur une constitution de cette trempe, elle pourra en être ébranlée : mais aussitôt sa force vitale réagira puissamment par l'ensemble des grandes fonctions que nous avons décrites; une fièvre régulière se déclarera, et, par le moyen de cette fièvre, la nature médicatrice poussera rapidement vers les organes dépurateurs le principe morbifique introduit dans le sang, ceux-ci l'expulseront au dehors, et l'homme ainsi constitué recouvrera merveilleusement la santé sans passer par la maladie.

Il s'agit maintenant de rechercher les causes qui peuvent agir sur l'organisme humain et rompre l'harmonie des fonctions, c'est l'objet de l'*hygiène* dans le domaine de laquelle nous allons entrer.

PREMIÈRE PARTIE.

—◦—

PREMIÈRE ÉPOQUE DE LA VIE.

L'ENFANCE.

Sous le rapport des soins que réclame l'enfance nous la diviserons en deux périodes : la première, qui s'étend jusqu'à la deuxième et même la troisième année, et en seconde enfance, qui comprend aussi l'adolescence et qui s'étend jusqu'à la puberté.

PREMIÈRE ENFANCE.

20. A son entrée dans la vie, l'enfant est aussi près de mourir que de vivre, et s'il n'était promptement secouru, il périrait bientôt. Sa vie ne tient qu'à un fil que le moindre choc peut briser. Aussi, dès qu'il est né, faut-il l'entourer de soins qui lui aident à faire le premier pas dans la vie et qui affermissent son existence.

Nous ne pouvons trop faire l'éloge de la femme qui, devenue mère, allaite elle-même son enfant; le vœu de la nature est rempli, et l'affection d'une mère pour son enfant ne saurait être remplacée par aucun autre sentiment.

Si beaucoup de mères, parmi les jeunes femmes,

n'ont pas le bonheur de voir leurs soins profiter à leurs enfants, cela tient souvent à ce que ces soins ne sont pas éclairés, car l'amour maternel aveugle quelquefois les mères au point qu'en croyant bien faire elles font mal, et on voit assez souvent par cette cause périr des enfants qui auraient dû vivre si les soins affectueux dont ils étaient l'objet avaient été dirigés par l'expérience et administrés avec une sage prévoyance.

Pour éclairer les mères et les nourrices encore novices dans l'art de diriger la première enfance, nous allons donner sous forme de préceptes ou d'aphorismes une méthode simple, naturelle et en tout conforme aux besoins du premier âge.

1° Le premier besoin du nouveau-né c'est l'aliment, et le premier aliment c'est le lait maternel : il a l'avantage de purger le corps du premier excrément.

2° On est dans l'usage de donner d'abord à l'enfant nouveau-né un mélange très-léger d'eau sucrée et de vin ; on peut réitérer plusieurs fois l'emploi de ce moyen pendant le premier jour. Il est surtout indiqué lorsque l'enfant est faible, pour affermir sa vie.

3° Si la mère est primipare, c'est-à-dire à son premier enfant, lorsque surtout elle n'a pas de lait pendant les premiers jours, il faut pourvoir à la subsistance de l'enfant à l'aide du biberon, afin de ne pas pervertir son instinct naturel pour la succion.

4° Tout le monde sait qu'il y a deux manières d'élever les enfants : l'allaitement naturel, et l'allaitement artificiel ; le premier consiste à donner le sein à l'enfant ; le second consiste dans l'emploi du lait de vache, administré à l'aide d'un biberon.

5° Lorsqu'on doit l'élever au biberon, il faut le lui donner dès les premières heures après sa naissance, et il faut lui donner d'abord un mélange composé de lait bouilli légèrement sucré et coupé avec un tiers d'eau d'orge, ou de gomme très-légère. On doit préférer le lait d'une vache vêlée depuis six semaines à deux mois seulement, et il est à propos d'en éprouver la qualité. Le lait naturel doit donner à l'éprouvette de 10 à 15 parties de crème pour 100 de lait.

6° Toutes les semaines, ou seulement toutes les quinzaines, suivant la force de l'estomac, on peut augmenter graduellement la quantité de lait, de manière que vers le second mois on arrive à donner le lait pur ; mais il faut pour cela qu'il n'occasionne ni la diarrhée ni les vomissements.

7° Lorsque les enfants supportent bien le lait, on ajoute avec beaucoup d'avantage à l'alimentation l'usage répété deux fois par jour d'une crème au pain très-légère, préparée avec un peu de râpure de pain et du sucre en petite quantité.

8° Plus l'enfant est faible, plus il faut lui conserver longtemps le lait coupé, car on doit proportionner l'aliment à la force des organes digestifs. Un aliment trop substantiel qui n'est pas convenablement digéré, au lieu de fortifier, débilite, et il n'est pas digéré lorsqu'il occasionne des vomissements ou la diarrhée. Il faut, dans ce cas, se hâter d'appeler un médecin, car le moindre retard peut, à cause de la faiblesse de son organisation, lui être promptement funeste.

9° Que l'allaitement soit naturel ou artificiel, il importe avant tout de le régler avec méthode et discernement. Ainsi, pendant le premier mois, l'enfant prend peu à la fois, c'est pourquoi on doit donner souvent l'aliment. Ainsi on ne doit jamais être plus de trois heures sans le lui donner ; et s'il prend peu, on ne mettra que deux heures d'intervalle.

10° Lorsque l'enfant est fort et vigoureux, le besoin

3.

l'éveille; lorsqu'il est faible, au contraire, la faiblesse
l'endort, et il n'éprouve pas le sentiment de la faim.
Dans ce cas, il faut l'éveiller pour lui faire prendre l'a-
liment, lorsqu'il dort plus de trois heures. Il arrive souvent alors qu'il a de la peine à prendre, et pour lui sauver
la vie il faut redoubler de soins et d'attentions. Ainsi
on ne doit jamais le remettre dans son berceau avant
d'avoir vaincu la difficulté, et une bonne mère vient
toujours à bout de la surmonter à force de patience, de
persévérance et de soins. C'est dans ce cas qu'un peu
d'eau vineuse est surtout utile pour stimuler l'estomac
des enfants débiles.

11° A mesure que l'enfant avance en âge et qu'il peut
absorber davantage de lait, il éprouve moins souvent
le sentiment de la faim, et du deuxième au troisième
mois, on doit, en général, régler peu à peu l'alimentation de manière à ne lui donner le sein ou le biberon
que sept ou huit fois dans vingt-quatre heures, mais il
faut chaque fois lui en donner jusqu'à satiété et régulariser les intervalles.

12° Il n'est pas de plus mauvaise habitude que de
tenir l'enfant presque continuellement au sein. Elle est
quelquefois funeste à la mère sans être d'aucune utilité
pour l'enfant; car l'épuisement qui résulte d'un allaitement exagéré la forcera plus tard à suspendre l'allaitement avant que son enfant soit d'âge à pouvoir s'en
passer. C'est ainsi que l'amour maternel peut aveugler
une mère et la conduire insensiblement au tombeau. Il
n'est pas moins nuisible à la santé et même à la vie de
l'enfant de lui placer continuellement un biberon dans
la bouche ou de le remplacer par un tampon, car par
cette cause on voit souvent survenir le muguet, et on a
même vu, quelquefois, le tampon les étouffer.

13° C'est encore une très-mauvaise habitude que de

leur donner, dès les premiers jours, des bouillies ou même des panades, car alors leurs organes digestifs n'ont pas encore acquis la force nécessaire pour assimiler ces aliments. C'est encore une cause qui leur occasionne le muguet et les inflammations d'estomac ou des intestins; ils produisent, lorsqu'ils ne sont pas digérés, les vomissements et la diarrhée, et on doit les cesser. Très-souvent les croûtes laiteuses et les gourmes n'ont d'autre cause qu'une alimentation trop forte et mal dirigée. Ce n'est en général que vers le deuxième mois, et lorsque l'enfant digère bien le lait, qu'on peut commencer l'usage des fécules ou des panades très-légères, et vers le troisième mois on peut lui donner de temps à autre un potage au bouillon de viande léger.

14° A huit ou neuf mois et quelquefois plus tôt, on peut essayer les sucs de viande et les œufs à la coque, même leur faire mâcher quelquefois des viandes tendres, en petite quantité, pour en exprimer le suc. Peu à peu on les accoutume à mâcher du pain mollet saucé, de manière qu'ils puissent se passer de l'allaitement vers la fin de la première année. Cependant il ne faut pas les sevrer sans être certain qu'ils peuvent se suffire par une autre nourriture.

15° Il y a deux manières de sevrer l'enfant : 1° le sevrage subit qui consiste à supprimer tout à coup le sein; 2° le sevrage gradué, qui consiste à ne le supprimer que graduellement. Ce dernier est, en général, préférable pour la santé de la mère et pour accoutumer l'enfant à une nouvelle alimentation.

16° Dans le premier mois de la vie, l'enfant doit dormir presque la totalité du temps; mais à mesure qu'il prend de l'âge, il faut le tenir éveillé de temps à autre, pour exercer ses sens et développer ses premières facultés. Vers le cinquième ou le sixième mois et jusqu'à la fin de la première année, il ne faut pas le laisser dormir plus de dix-huit heures sur vingt-quatre. Depuis le sevrage jusqu'à deux ans, on le laisse généralement dormir deux à trois heures vers le milieu du jour ; mais il faut peu à peu l'accoutumer à se passer de ce sommeil du jour, de manière que vers sa troisième année il ne repose que la nuit, et seulement douze heures sur vingt-quatre.

17° On doit toujours coucher les enfants sur le côté, tantôt à droite, tantôt à gauche, afin de les habituer à dormir également sur l'un et sur l'autre. Dans cette position, ils se débarrassent facilement des mucosités qui pourraient les gêner pendant le sommeil. Il faut les placer dans leur berceau de manière qu'ils aient la tête et les épaules élevées, afin d'éviter les congestions sanguines vers la tête, qui se produisent facilement dans le premier âge. Par la même raison il ne faut pas se servir d'oreiller de plume, et il faut les coiffer légèrement. Il est également très-important de laisser l'air circuler librement autour d'eux.

18° Pendant le sommeil du jour, il faut les habituer à dormir dans une pièce éclairée et même au milieu du bruit ; lorsqu'ils y sont accoutumés rien n'est capable de les réveiller, si ce n'est le sentiment instinctif de leurs besoins. Il importe de les placer de manière qu'ils voient le jour en face d'eux et non de côté, car en regardant le jour de côté, l'œil qui seul peut se diriger vers la lumière prend de la force, tandis que l'autre, qui ne voit pas le jour, reste faible. Telle est ordinairement la cause qui produit une affection désagréable des yeux, désignée sous le nom de strabisme (*yeux louches*).

19° Bercer les enfants, c'est une des plus mauvaises habitudes qu'on puisse leur faire prendre ; car, lorsqu'ils y sont accoutumés, ils ne peuvent s'endormir sans ce moyen, et pour obtenir le sommeil il faut souvent augmenter de plus en plus le mouvement oscillatoire du berceau ; c'est alors qu'il devient nuisible, parce qu'il favorise singulièrement les congestions sanguines vers la tête. Lorsque l'enfant s'éveille au milieu de son sommeil, c'est presque toujours un besoin instinctif qui en est la cause. Ainsi, tantôt c'est le besoin de prendre l'aliment, d'autres fois c'est le sentiment de la chaleur ou du froid, ou bien, enfin, c'est la sensation produite par la malpropreté. On doit donc rechercher la cause qui l'a éveillé, au lieu de le bercer pour le rendormir.

20° Lorsque le temps est doux et convenable, dès que l'enfant a atteint le troisième mois, il faut le sortir souvent, ayant soin de le couvrir d'un voile léger. Le grand air fortifie et développe ses organes, et à mesure qu'il prend de l'âge, il faut le sortir plus souvent. Ce besoin du grand air est si naturel et si impérieux dans le premier âge que, dès que l'enfant a acquis une certaine connaissance, il s'agite et il pleure jusqu'à ce qu'il soit dehors. Lorsqu'il a six à huit mois, il n'y a guère que la pluie qui puisse empêcher de satisfaire ce besoin instinctif. Nous verrons plus loin que le froid est même utile à la santé de l'enfant, pourvu qu'il ne soit pas trop vif; alors on doit le vêtir convenablement d'après la température.

21° Du neuvième au dixième mois, et même plus tôt si l'on est dans le beau temps, il faut le débarrasser de ses langes, surtout pendant le jour; car plus tôt on le débarrassera de ces enveloppes, plus tôt aussi on le verra se soutenir sur ses membres. Il est facile de voir combien l'enfant est heureux lorsqu'il est développé, et si on le laisse s'ébattre en liberté sur un tapis, ou sur l'herbe par un beau temps, on le verra marcher seul dès la fin de la première année. C'est le meilleur moyen de prévenir les difformités de la taille, lorsqu'il n'y a pas de prédisposition héréditaire. Pour accoutumer de bonne heure les enfants à se soutenir sur leurs jambes, la nourrice doit d'abord les faire se tenir debout sur ses genoux en les soutenant sous les aisselles, puis elle les fera poser par terre pour leur apprendre à déplacer leurs pieds. Par ces exercices répétés plusieurs fois par jour, l'enfant apprendra bien vite à marcher; il faut prendre garde de les laisser faire des chutes ou de les fatiguer, car cela les retarderait. Nous ne pouvons trop blâmer, avec les auteurs qui se sont occupés de l'éducation de la première enfance, l'usage pernicieux du maillot et plus tard celui des lisières et même des chariots, car ils ont pour effet de favoriser le développement des déviations de la taille, de déformer la poitrine et les épaules, et de préparer dans l'avenir la voie au rachitisme et aux affections de poitrine.

22° Les soins de propreté sont, chez les enfants, un moyen excellent pour entretenir leur santé; aussi les mères et les nourrices doivent-elles veiller à les changer de linge dès qu'ils sont mouillés ou salis, et, dans ce cas, il ne faut pas se contenter de les essuyer, mais il faut encore les laver à l'eau tiède, puis les sécher avec un linge doux, et chauffé si l'on est dans l'hiver. En général, les linges qui servent aux petits enfants doivent être blancs de lessive et très-doux, c'est le moyen de prévenir les irritations et les excoriations de la peau qui peuvent être portées au point de les priver du sommeil et de les rendre malades. Nous avons vu souvent les bons effets, dans ces cas, de l'application d'une feuille de papier à plaie enduite de suif, lorsque le contact des urines irrite et excorie la peau.

23° Pendant la première année, il faut tenir les enfants chaudement, surtout s'ils sont nés au commencement ou pendant l'hiver; car, à cet âge si tendre, ils développent peu de chaleur vitale, aussi faut-il doubler de flanelle chaude leurs vêtements et même les envelopper dans des langes en laine; nous conseillons même de chauffer leur lit et de placer à côté d'eux une bouteille remplie d'eau bouillante. Ce n'est qu'après qu'ils ont passé leur premier hiver qu'il faut leur supprimer cette habitude, pour n'y plus revenir sans une nécessité qui rende ce moyen indispensable pour leur santé. Nous nous expliquerons plus loin sur les avantages de cette méthode.

24° Nous ne pouvons trop recommander aux mères et aux nourrices de veiller à la liberté du corps de l'enfant, car c'est le moyen de prévenir chez eux des maladies. S'il est constipé, on mettra du miel dans son lait, et, si cela ne suffit pas, on pourra donner le matin de 4 à 8 grammes de manne en larmes dans un verre de lait bouilli.

21. 25° Enfin, il est une chose très-essentielle pour l'avenir de l'enfant, c'est de veiller avec un soin extrême sur *ses premières impressions*. Aussi nous ne pourrons jamais assez recommander aux mères que la nécessité force à confier leurs enfants à des mains étrangères de veiller avec un soin particulier sur le caractère et sur les mœurs des personnes qui les remplacent; car, les *premières impressions*, celles que l'enfant reçoit de sa mère ou de sa nourrice, *ne s'effacent jamais*; elles exercent sur toute sa vie une immense influence. L'éducation elle-même ne peut que les modifier. Ainsi, lorsque la première impression que l'enfant reçoit est un *sourire* ou un *baiser*, elle développe chez lui un sentiment instinctif d'affection qui l'attache à sa mère ou à sa nourrice par un lien moral, la *sympathie*, beaucoup plus puissant que le sentiment instinctif du besoin de l'aliment.

Ce sentiment, qui développe réciproquement la sympathie entre la mère et son enfant, est un sentiment naturel, il a sa source dans l'*amour maternel*, et il développe l'*amour filial*. C'est de lui qu'on voit découler, comme d'une source vive et pure, tous les sentiments nobles qui forment un bon caractère et un bon naturel.

Lorsqu'au contraire c'est l'indifférence de la nourrice qui préside à ce premier sentiment, l'enfant n'aura également pour elle que de l'indifférence, et le sentiment seul du besoin le rapprochera d'elle. De plus, si elle le brutalise, il n'éprouvera qu'un sentiment instinctif de *répulsion*. De là l'origine de la perversion des sentiments naturels, chez le jeune enfant, qui peu à peu développeront chez lui un mauvais caractère et des penchants vicieux.

Il est facile de comprendre toute l'importance qu'il y a pour l'avenir de l'enfant de bien diriger le premier sentiment affectif. Il est la base sur laquelle reposent les principes de l'éducation morale de l'homme (32). Il est le pivot autour duquel roule sans cesse la vie humaine. Il est le point de départ du bien moral, comme du mal moral. Il est le fondement de la santé et d'une longue vie. Sur lui reposent la vie de l'homme, la famille et la société. Il rentre dans la loi de l'harmonie universelle. Il est le but de la création.

SECONDE ENFANCE ET ADOLESCENCE.

22. Lorsque l'enfant est arrivé au point de pouvoir se passer des soins de sa nourrice, lorsqu'il est sorti de la première enfance, qu'il a atteint sa troisième année, il lui faut d'autres soins, et ces soins se rapportent aux trois parties essentilles de son être : le CORPS, le SENS MORAL et l'INTELLIGENCE.

Ainsi, il faut favoriser l'accroissement du *corps* et le fortifier, c'est l'objet de l'*hygiène*. Il faut développer le *sens moral* et former le caractère, et, de plus, il faut développer et cultiver l'*intelligence*; ces deux parties sont l'objet de l'*éducation*.

Ces trois parties qui composent son être sont aussi importantes l'une que l'autre, et il faut bien se garder de développer l'une au détriment des autres. Pour les développer convenablement, il faut suivre la marche lente et progressive des opérations de la nature par rapport à notre organisation. Il faut savoir que le DÉVE-LOPPEMENT DES TROIS PARTIES ESSENTIELLES DE NOTRE ÊTRE EST SIMULTANÉ ET PROGRESSIF, c'est-à-dire qu'en même temps que le corps s'accroît et se développe, le sens moral qui se rattache au premier sentiment affectif se développe également, tandis que les facultés de l'intelligence apparaissent successivement à mesure que sa sphère d'activité se développe et s'étend. C'est sur cette loi primordiale de la création que repose la PERFECTIBI-LITÉ des êtres vivants et animés : l'homme ne peut donc pas échapper à cette loi. Aussi une bonne éducation doit-elle reposer sur cette triple base, et pour parvenir à former des hommes aussi parfaits que le comporte notre nature humaine, il faut étudier, d'après les lois de l'organisation, le DÉVELOPPEMENT PHYSIQUE, MORAL et INTELLECTUEL DE L'HOMME.

PREMIÈRE SECTION.

ACCROISSEMENT DU CORPS.

HYGIÈNE DE L'ENFANCE ET DE L'ADOLESCENCE.

23. Dans cette période de la vie, le corps s'accroît, se développe, et cet accroissement se fait lentement et principalement en hauteur. L'hygiène de cet âge consiste : 1° à favoriser l'accroissement physique du corps, 2° à développer la force de résistance vitale.

§ Ier. *Développement physique du corps.*

Les moyens de favoriser le développement du corps sont : une alimentation bien dirigée, l'exercice et l'insolation. Mais pour obtenir de ces trois ordres de moyens les résultats qu'on en attend, il faut les employer simultanément; car si on en emploie un et qu'on néglige l'autre, on échoue.

24. 1° *Alimentation.* — A partir de la première enfance, le régime des enfants jusqu'après la puberté doit être composé à peu près également de substances végétales et de substances animales; mais il faut régulariser les repas de manière qu'il y ait trois heures au moins et quatre heures au plus d'intervalle entre chacun d'eux. Il convient de régler ainsi leur ordinaire : au réveil, sept heures du matin, une soupe ou potage; à dix ou onze heures, déjeuner solide; à deux ou trois heures, le dîner ou un goûter, suivant les habitudes de la famille; à six ou sept heures, le souper ou le dîner; à sept ou huit heures, le coucher.

Rien n'est plus pernicieux pour leur estomac que de

leur donner des aliments sans règle comme sans mesure, de même que de les faire jeûner trop longtemps. Plus l'enfant grandit, plus il est faible et plus, par conséquent, il a besoin de soins et de régularité dans son régime et dans ses repas. S'il mange peu, il faut lui faire prendre plus souvent des aliments et flatter son goût, et s'il perd l'appétit, il faut consulter un médecin.

On doit toujours proportionner l'aliment à la force de l'estomac et éviter, pour les enfants surtout, les aliments préparés avec art et les assaisonnements de haut goût; les préparations les plus simples sont toujours les meilleures, parce qu'elles sont toujours en harmonie avec la nature de nos besoins. Aussi rien n'est plus nuisible à leur santé que de leur donner habituellement des mets recherchés, des gâteaux, des sucreries; cette habitude est funeste à leur estomac. Ainsi, elle pervertit le goût et l'appétit et elle trouble les fonctions digestives et assimilatrices : de là naissent une foule d'indispositions et de maladies qui assiègent la vie entière.

On doit surtout dans cet âge éviter avec le plus grand soin d'habituer les enfants à l'usage des boissons stimulantes et surtout de l'eau-de-vie, sous quelque forme que ce soit; car dans cette période de la vie, comme dans celles qui la suivent, l'enfant jouit en général d'une force expansive qui n'a pas besoin d'être stimulée. Ce qu'il faut alors pour suffire aux besoins de l'accroissement, c'est une alimentation réparatrice et bien dirigée, car les excitants, quels qu'ils soient, sont toujours nuisibles, excepté dans certains cas qu'il n'appartient qu'au médecin de juger. Ils occasionnent souvent des maladies très-variées par la surexcitation qu'ils produisent dans l'organisme; et lorsqu'ils sont tolérés, ils ont un autre inconvénient qui n'est pas moins grave, c'est d'établir une habitude funeste à la santé et à l'avenir des enfants dans les âges qui suivront. Dans une autre partie de cet ouvrage, nous nous occuperons des dangers et des maladies qui proviennent de cette cause.

Tant que l'enfant a bon appétit et qu'il digère bien, il ne faut pas avoir d'inquiétude sur sa santé. L'excès de précautions nuit toujours à son développement physique et surtout à l'augmentation de sa résistance vitale (16). Lorsqu'il est bien portant, ces précautions doivent se borner au régime que nous venons d'indiquer et aux soins de propreté convenables; ces soins consistent dans des lotions ou lavages du visage, des mains et des pieds, dans le renouvellement fréquent du linge, quelques soins pour la tête, et pendant l'été l'usage de quelques bains tièdes.

25. 2° *Exercice.* — L'exercice est si nécessaire au développement physique de l'enfant, que, sans cette condition, il ne se développe qu'incomplétement. Une alimentation bien dirigée favorise bien le développement des formes, mais seule elle ne peut donner la force physique. Par elle on peut obtenir de beaux enfants, mais ils seront vains, sans courage, comme sans énergie.

Pour être utile et remplir son but hygiénique, l'exercice doit se faire en liberté et au grand air, principalement dans la campagne, mais il doit être régularisé à peu près comme les repas. Celui qui est le plus favorable à la santé, ce sont les jeux qui exercent à la fois toutes les parties du corps. Il n'y a que la pluie qui puisse modifier cette règle générale ; il doit être proportionné, quant à sa durée, à l'âge et surtout aux forces de l'enfant; jamais il ne doit être poussé jusqu'à la fatigue, et encore moins jusqu'à l'épuisement.

. Il serait prudent que les jeux des enfants réunis eussent lieu en présence des parents ou de quelqu'un qui puisse les remplacer, et cela pour plusieurs raisons : d'abord pour les faire cesser lorsqu'il en est temps, puis pour éviter les querelles et régler les disputes, enfin, pour prévenir les accidents et pour leur faire reprendre leurs vêtements lorsqu'ils se reposent. En outre, c'est souvent dans ces moments destinés au délassement que la jeunesse a le plus de tendance à se pervertir. Ainsi, ce sont, d'une part, des enseignements funestes pour les mœurs et de mauvais conseils, d'une autre, ce sont des jeux de hasard et principalement ceux qui par des enjeux développent la funeste passion du jeu ; il est des jeux qui peuvent blesser le corps et occasionner des accidents graves; enfin, il en est qui sont tout à fait immoraux et qu'on doit interdire. Nous ne nous étendrons pas davantage sur ce sujet, car nous pensons qu'il suffit d'indiquer et de signaler des dangers pour être compris.

L'exercice réitéré plusieurs fois par jour, d'après les règles que nous venons de poser, est le moyen par excellence pour développer l'appétit, pour activer les digestions et pour favoriser à la fois l'accroissement en hauteur et en volume. Il fortifie le corps et lui donne une grande énergie vitale.

26. 3° *Insolation.* — On comprendra facilement l'influence de l'action du soleil sur le développement physique des enfants, si on compare deux jeunes plantes dont l'une est cultivée au soleil et l'autre à l'ombre, ou dans un lieu enfermé et obscur. La première est forte et vigoureuse, ses rameaux sont gros, courts et résistants; l'autre, au contraire, a des rameaux d'une longueur démesurée, mais ils sont minces, mous et flexibles; soumise à l'action du soleil, elle n'en peut supporter le contact, elle se courbe, se fane et meurt souvent.

Par comparaison, voyez les enfants des villes, ceux
surtout qu'un travail prématuré force à s'enfermer dès
le jeune âge dans des établissements plus ou moins in-
salubres. Là, ils sont privés des bienfaits de l'insolation,
et semblables à la plante élevée dans l'ombre, ils s'étio-
lent et s'éteignent souvent; lorsqu'ils survivent, ils sont
chétifs et traînent une existence remplie d'infirmités.
La vie chez eux se tarit par une foule de causes, dont
les deux principales sont la démoralisation et le défaut
d'insolation.

§ II. *Accroissement de la résistance vitale.*

27. Nous avons dit que l'enfant naît avec une force
vitale si faible, que, s'il n'était promptement secouru,
il périrait bientôt (20). Les soins maternels d'abord développent et accroissent peu à peu la force de résistance,
mais cet accroissement ne peut guère s'effectuer d'une
manière régulière et efficace que lorsqu'il est sorti de la
première enfance.

Pour parvenir à lui donner le plus haut degré de puissance qu'elle est susceptible d'atteindre, il faut bien comprendre l'organisation et les lois qui la régissent. Il faut
savoir qu'elle ne peut s'*accroître* que d'une manière
lente et *progressive* et qu'elle est entièrement soumise au
pouvoir de l'*habitude*.

Celui qui voudrait procéder sans ordre comme sans
méthode dans l'emploi des moyens propres à développer cette force de résistance, manquerait absolument
son but, car au lieu d'obtenir des sujets robustes, il
n'aurait que des sujets faibles et maladifs, le plus souvent incapables de soutenir leur frêle existence.

Telle a été l'erreur grave de quelques médecins et
philosophes lorsque, pour obtenir des enfants vigou-

reux et par suite des hommes robustes, ils ont préconisé l'immersion du corps de l'enfant dans un bain froid répété chaque jour, à partir de la naissance.

Procéder ainsi immédiatement et d'abord par les extrêmes, c'est rompre l'harmonie des fonctions organiques, sur lesquelles repose la santé; c'est contraire aux lois de la vie; c'est agir contrairement au vœu de la nature conservatrice : or le but est manqué par l'exagération des moyens.

Pour développer complétement et sûrement cette FORCE DE RÉSISTANCE VITALE sur laquelle reposent, comme nous l'avons dit, une santé à toute épreuve et une grande longévité, il faut ACCOUTUMER LES ENFANTS DE BONNE HEURE ET PAR DEGRÉS A SUPPORTER L'INFLUENCE DE LA CHALEUR ET DU FROID, DE LA FATIGUE ET DES PRIVATIONS.

1° Influence de la chaleur et du froid.

28. Lorsque l'enfant est né dans l'hiver, il faut, comme nous l'avons dit, l'environner de précautions pour que sa faible organisation puisse supporter les rigueurs de la saison; mais s'il est né dans le beau temps ou dans un climat doux, ces précautions sont inutiles; elles seraient même nuisibles, si elles étaient portées à l'excès. Dès que la chaleur est arrivée, il faut graduellement supprimer ces précautions, et lorsqu'il a atteint sa troisième année, il doit être vêtu très-légèrement en été et très-peu chaudement en hiver; il ne doit quitter que fort tard les vêtements d'été et les reprendre de bonne heure au printemps. Il n'y a d'exception à cette règle que pour les enfants faibles, scrofuleux et pour ceux qui ont la poitrine irritable.

Lorsque l'enfant a passé sa quatrième année, il faut, pendant les hivers, l'habituer graduellement à supporter les rigueurs de la saison, et il doit continuer ses jeux ou ses exercices à l'air libre, quel que soit l'abaissement de la température, pourvu qu'il ne pleuve pas. Car par l'exercice il développe sa chaleur vitale en proportion suffisante pour neutraliser l'influence débilitante du froid, quelque vif qu'il soit dans notre climat; mais il faut avoir soin de régler la durée de l'exercice sur l'intensité du froid, et d'éviter surtout la suppression de la transpiration.

Un excellent moyen pour accroître l'énergie de la résistance vitale, ce sont les *bains de mer*. Pour atteindre ce but, il faut 1° que l'enfant soit bien constitué et exempt de maladies qui en contre-indiquent l'emploi; 2° qu'ils soient pris dans une saison convenable, c'est-à-dire pendant les chaleurs; 3° leur durée doit être de quelques minutes seulement et en raison de l'âge et des forces; il faut agiter l'enfant dans l'eau, et s'il est en âge, on l'exercera à la natation; 4° au sortir de l'eau, il faut le sécher et l'habiller promptement, puis on lui fera faire immédiatement une promenade rapide, pendant un quart d'heure ou une demi-heure, afin de provoquer une réaction complète; 5° enfin il faut aussitôt qu'il est rentré lui faire réparer ses forces par un repas solide, car cet exercice développe singulièrement l'appétit. On peut sans inconvénient commencer l'usage des bains de mer dès l'âge de trois à quatre ans.

2° *Influence de la fatigue.*

29. Il n'est pas moins important, pour accroître la force de résistance vitale chez l'enfant, de l'accoutumer par degrés à supporter les exercices qui fatiguent le corps, mais il faut que ces exercices soient gradués et ménagés convenablement, afin de ne pas épuiser ses forces ; et pour obtenir le but qu'on se propose, il faut qu'après chaque exercice les forces se réparent facilement et d'elles-mêmes.

Partant de ce principe, on doit proportionner le jeu ou l'exercice à l'âge de l'enfant, à son sexe et à sa force d'organisation native ; ainsi, pour les jeunes enfants, ce seront la promenade et les jeux de leur âge ; pour les adolescents et les jeunes gens, ce seront les jeux ou les exercices gymnastiques, qui exercent à la fois toutes les parties du corps.

La *gymnastique*, jointe à une alimentation forte et bien dirigée, est le moyen par excellence pour arriver à former des hommes robustes et courageux ; elle formait la base de l'éducation chez les peuples anciens. Le but des législateurs, dans ces temps reculés, était d'obtenir des hommes vigoureux et forts, capables par leur courage et par leur force physique d'affronter de grands périls et d'accomplir de grandes choses. L'histoire de ces peuples se résume en ceci : une *force morale* puissante et énergique, capable de commander et de gouverner les masses : c'était le *gouvernement ;* une *force physique*, composée de la masse des citoyens doués tous d'une force athlétique, qui ne connaissait pas de bornes lorsqu'elle était mue par le sentiment du devoir et par l'amour de la patrie. Tel a été le secret de la *puissance* des *Grecs* et plus tard des *Romains*.

Il y a deux sortes de gymnastiques, la gymnastique libre et la gymnastique étudiée. La première est à l'usage de tous les enfants et des jeunes gens, elle s'exerce par des jeux qui mettent en action toutes les parties du corps. La seconde se compose d'exercices gradués et dirigés par des maîtres de manière qu'on passe successivement des choses faciles à exécuter à celles qui demandent plus d'adresse et de précision. Elle repose sur la science et elle exige de l'étude. Elle est vraiment profitable pour l'homme, en ce sens qu'elle lui donne à la fois la force, la précision et l'adresse dans ses mouvements, de telle sorte qu'à force égale il surpasse de beaucoup dans les résultats celui dont le développement s'est fait sous l'influence de la gymnastique libre.

3° *Influence des privations.*

30. Cette influence est immense sur le développement de la résistance vitale; mais ce n'est pas dans les premières années de sa vie qu'il faut accoutumer l'enfant à supporter les privations, car on dérangerait facilement alors l'harmonie de ses fonctions et on manquerait complétement son but. Il faut attendre pour cela qu'il ait déjà acquis par le temps une résistance vitale capable de les lui faire supporter.

Nous entendons par privations les choses qui endurcissent le corps lorsqu'il y est habitué : ainsi, la faim, la soif, le froid et la chaleur excessive, la pluie, les frimas, les marches forcées, les veilles et les travaux pénibles ou trop prolongés. On conçoit dès lors que ce n'est pas un jeune enfant qui pourrait supporter ces privations; mais s'il est déjà fortifié par les moyens que nous venons d'indiquer, s'il est déjà accoutumé aux variations de la température, s'il est fortifié par des exercices gradués à l'air libre, il pourra, lorsqu'il aura franchi l'époque critique de la puberté, affronter graduellement les privations que nous venons de signaler.

L'habitude de supporter ces privations sans que la santé en soit dérangée ni troublée établit chez l'homme le summum de la résistance vitale qu'il lui est donné d'atteindre. Parvenu à ce point, il est capable de tout entreprendre et il peut résister à tout. C'est pourquoi la France, à l'apogée de sa gloire, a fourni de si nombreux exemples d'une puissance vitale et d'une force physique supérieures aux éléments déchaînés de la nature et aux horreurs de la guerre.

Mais ce n'est pas un jeune homme de quinze ans qui peut ainsi affronter tant de périls et tant de dangers. Pendant toute la durée de son accroissement, il doit ménager ses forces et ne les dépenser qu'en proportion de son âge et des besoins de son organisme; ce n'est que par degrés et de loin en loin qu'il doit essayer de lutter contre l'une ou l'autre de ces influences nuisibles; car, s'il voulait les affronter toutes ou plusieurs à la fois, il épuiserait rapidement chez lui les forces radicales de la vie et il succomberait bientôt.

Ainsi la résistance vitale chez le jeune homme élevé d'après ces principes est très-grande, il ne craint ni le froid ni la pluie, ni une nourriture grossière, pourvu qu'elle soit saine; plus il y est accoutumé, plus il est fort. En effet, comparez les enfants des malheureux dans les campagnes avec ceux des gens riches dans les villes, les premiers sont à peine vêtus pendant l'hiver, ils marchent pieds nus dans l'eau et dans la neige, ils ne sont souvent nourris que d'un pain grossier, de légumes et de laitage; ils boivent souvent de l'eau, et cependant ils sont robustes et pleins de vie; ils résistent à toutes les influences extérieures, rarement ils sont malades. Les seconds, au contraire, nourris délicatement, vêtus chaudement et entourés de soins, résistent à peine aux transitions de la température. Ils sont chétifs et maladifs. Il ne faut rien pour les abattre et pour détruire leur organisation frêle et délicate.

DEUXIÈME SECTION.

DÉVELOPPEMENT MORAL ET INTELLECTUEL.

Sur le développement moral et intellectuel de l'homme reposent les bases d'une bonne éducation. Aussi nous allons traiter ce sujet avec tout le soin que comporte son importance. Avant d'entrer en matière, nous posons en principe que l'éducation doit être basée sur la religion, et que sans la religion il n'y a pas de bonne éducation possible.

PRINCIPES D'ÉDUCATION.

31. Nous venons de voir que l'objet de l'hygiène est de développer le corps et la force de résistance vitale ; l'É-DUCATION a pour objet de former à la fois l'ESPRIT et le COEUR, c'est-à-dire de développer et de diriger le sens moral et de cultiver l'intelligence.

Ces deux parties essentielles de notre être composent L'AME HUMAINE.

Il en est du moral et de l'intelligence comme de l'ac-croissement du corps, ils ne se développent que lente-ment et progressivement ; ainsi, pour obtenir par l'é-ducation la perfection que l'homme est susceptible d'atteindre, il faut, comme pour le développement physique, procéder lentement et graduellement et sui-vre la marche lente et progressive des sentiments affec-tifs et des facultés de l'intelligence.

Cette condition est essentielle, car celui qui, comme dans le développement physique, voudrait procéder sans ordre comme sans méthode et commencer par les extrêmes manquerait complétement son but.

L'AME HUMAINE est donc ESSENTIELLEMENT PERFECTIBLE, mais pour lui faire atteindre le degré de perfection dont elle est susceptible, il faut comprendre le mode de développement successif de ses facultés. Le sens moral précède l'intelligence, il faut donc commencer par développer les sentiment affectifs dans l'ordre de leur succession ou de leur manifestation.

§ Ier. *Développement du sens moral.*

Le sens moral peut être DIRIGÉ VERS LE BUT NATUREL auquel il se rapporte, c'est ce qui constitue une bonne éducation; comme aussi il peut être PERVERTI dès son origine par les vices d'une mauvaise éducation. Nous allons l'étudier sous l'un et sous l'autre de ces deux rapports.

1° *Direction des sentiments naturels.*

32. Nous avons dit que l'éducation de l'enfant commence dès le berceau (21), que ses premières impressions font naître ses premiers sentiments et qu'ils ne s'effacent jamais. Ainsi donc, pour procéder avec ordre et selon les lois de notre organisation, l'ÉDUCATION MORALE DE L'HOMME DOIT COMMENCER DÈS LE BERCEAU. Car, comme nous l'avons dit, la nature des premiers sentiments exerce sur toute la vie une immense influence. Nous avons fait comprendre à nos lecteurs toute l'importance qu'il y a pour l'avenir de l'enfant à développer dès l'origine des sentiments affectifs; nous allons expliquer cette proposition.

Le sentiment du besoin, la faim, est d'abord ce qui attache l'enfant à sa mère ou à sa nourrice, puis un *sourire,* une *caresse,* un *baiser,* développent le PREMIER SENTIMENT AFFECTIF. Ce premier sentiment fait naître la SYMPATHIE. Elle résulte de la réciprocité d'affection entre

la mère et son enfant, et l'AMOUR MATERNEL FAIT NAITRE
ET DÉVELOPPE L'AMOUR FILIAL.

A ce premier sentiment affectif comme point de départ se rattachent d'abord, pendant la première enfance,
la *sensibilité* et la *bonté*. Plus tard, vers l'âge de trois à
quatre ans, on voit apparaître successivement l'*affection*, l'*aménité*, la *simplicité*, la *naïveté*, l'*obéissance*. Plus
tard encore, vers l'âge de six à sept ans, et ensuite
pendant l'adolescence, on voit se former un excellent
caractère; l'enfant devient *bon, sensible, aimant, com-
patissant, généreux, soumis, simple, confiant* et *sincère*.
Il aime la vérité et la justice. Il est facile à diriger et à
conduire.

Ces sentiments constituent par leur ensemble le SENS
MORAL DROIT. Ils rentrent dans le but de la création. S'ils
sont bien dirigés, ils rendront l'homme bon, sensible,
généreux, charitable et bienfaisant. Il sera vertueux,
juste, sincère et vrai, il mettra son bonheur dans l'accomplissement de ses devoirs, et après avoir été bon
fils, il deviendra bon époux et bon père, BASE sur laquelle repose l'HARMONIE DE LA FAMILLE.

De là naîtront d'autres vertus, qui feront de lui un
ami véritable et sincère, un homme obligeant et dévoué
à ses semblables, animé d'un zèle ardent pour leur
bien-être, résigné dans l'adversité, courageux dans le
danger, et brave jusqu'à l'héroïsme pour la défense de
sa patrie. C'est sur ces vertus que reposent la BASE DU
LIEN SOCIAL et l'HARMONIE DES NATIONS.

L'homme parvenu à ce point a atteint le complément
de son développement moral. Il possède les éléments
du bonheur qu'il peut goûter sur la terre, et ce bonheur
qu'il goûte, dans la paix de son âme, est pour lui le
plus sûr garant d'une santé durable et d'une longue vie.

Ainsi, sur le développement et la perfection du sens

moral reposent pour l'homme la santé et une longue
vie ; pour la famille, le lien qui l'unit et qui la conso-
lide, et pour la société, la seule base sur laquelle elle
repose et elle se conserve.

2° Perversion des sentiments naturels.

33. Comme la perfection des sentiments naturels a
son point de départ dans le premier sentiment affectif,
de même, la perversion des sentiments naturels a presque toujours son point de départ dans la PERVERSION DU
PREMIER SENTIMENT INSTINCTIF. Elle commence aussi dès
le berceau, et nous avons vu qu'elle dépend alors de
la mère ou de la nourrice.

Ainsi, lorsqu'au lieu d'un sentiment instinctif d'affection l'enfant ne reçoit de sa nourrice qu'un SENTI-
MENT INSTINCTIF DE RÉPULSION, de là naît l'*indifférence* et
même l'*aversion*, surtout si elle exerce envers lui de
mauvais traitements ; et, dans ce cas, cette aversion se
prononce et se développe au point que le sentiment
même du besoin ne peut en aucune façon la modifier ;
car, lorsque le sentiment de la faim seul attache l'enfant à celle qui le nourrit, ce lien ne suffit pas pour développer la sympathie. Au contraire, à mesure que
l'intelligence se développe chez le jeune enfant, il comprend la nature de ses rapports avec sa nourrice, et de
là vient l'ANTIPATHIE.

De ce sentiment d'antipathie dérive comme conséquence le PRINCIPE ÉGOÏSTE, et voici comment il en procède :

L'ESSENCE de la nature de l'AME HUMAINE, c'est d'AI-
MER. Ce besoin instinctif et impérieux tient à la nature
même de notre organisation. Il a son siége dans le système nerveux ganglionnaire, aussi désigné sous le nom

de système nerveux sympathique. Quand ce sentiment ne se répand pas hors de nous, il se concentre, et nous le rapportons à nous-mêmes ; s'il se répand au dehors, il produit l'amour moral, qui émane de Dieu, et d'où dérivent tous les sentiments affectifs qui rattachent l'homme à sa famille et à ses semblables. Si, au contraire, il se concentre en nous-mêmes, il donne naissance à l'égoïsme, qui n'est autre que l'amour excessif de soi-même. Le premier, l'*amour moral*, est un sentiment noble qui élève l'âme et qui la rapproche de son auteur : seul, il est capable de produire des actions sublimes. *Il est la base de toute perfection.* Le second, l'*égoïsme*, est au contraire un sentiment vil et bas qui dégrade l'homme et qui l'avilit. *Il est la base de toute perversion.*

Ainsi, lorsqu'on n'a pas su développer chez le jeune enfant le premier sentiment affectif, il n'éprouve pour sa mère ou pour sa nourrice qu'un sentiment d'antipathie. Il commence dès lors à se rapporter à lui-même toute l'affection dont il est capable, et, à mesure qu'il grandit, cet amour de soi-même grandit avec lui, et, dès que son intelligence se développe, il l'emploie à satisfaire non-seulement ses besoins, mais encore ses fantaisies et ses caprices.

Il exige impérieusement tout ce qui le flatte et il repousse avec violence tout ce qui le gêne ou qui lui déplaît. Presque toujours contrarié, souvent maltraité, l'opposition qu'il rencontre l'irrite et le rend irascible. De là la *méchanceté*, les cris et les pleurs le plus souvent sans motifs. Plus tard, vers l'âge de cinq à six ans, on voit se développer un *mauvais caractère*, et l'enfant devient à la fois colère, méchant, indocile, désobéissant, entêté et dissimulé ; plus tard encore et enda nt l'adolescence, ces défauts se changent en *vices*, car alors la raison, subjuguée par l'instinct perverti, ne saurait les rectifier ; au contraire, il ne se sert de ses facultés que pour mieux combiner les moyens de satisfaire ses penchants vicieux et pour exercer ses petites vindications.

Dans les âges subséquents, le principe égoïste donne naissance aux *passions* subversives de tout ordre et de toute harmonie, et l'amour de soi-même imprime au sens moral une direction vicieuse qui varie chez chaque homme en particulier d'après sa position, son éducation, son tempérament, son caractère et la nature de ses rapports sociaux.

Ainsi, chez les uns, l'ÉGOÏSME développera l'*amour du plaisir* et la sensualité, et comme conséquence la prodigalité ; et l'homme ainsi perverti verra engloutir dans de folles dépenses son avoir et l'avenir de sa famille ; il verra sa santé souvent dérangée et même perdue et ses jours considérablement abrégés.

Chez d'autres, l'égoïsme développera une foule de passions subversives et même destructives de l'ordre social. Ainsi, d'une part, ce sera l'insensibilité morale ou la dureté de cœur pour les autres et une sensibilité excessive et une attention particulière pour soi-même. De là dérivent comme conséquence, d'une part, l'*envie*, la *jalousie*, auxquelles se rattachent la médisance et la calomnie ; d'une autre part, ce sera le *mensonge*, la *ruse*, le dol, la fraude, et par suite le *vol* et ses conséquences. — Ailleurs ce sera la *vanité*, la *présomption*, d'où naîtront l'*ambition* et ses conséquences.

Enfin nous voyons, comme complément de la perversion morale, surgir du principe égoïste la *haine*, la *vengeance*, la *cruauté*, dont l'homicide est malheureusement trop souvent l'affreuse conséquence.

Ainsi c'est *insensiblement* et par degrés que l'enfant

perverti dès le berceau arrive à former un homme *complétement dénaturé* et capable d'atteindre jusqu'aux dernières limites du *crime*. — C'est ainsi qu'après avoir été mauvais fils il deviendra mauvais époux, mauvais père, et que, par les principes d'une éducation vicieuse et par le mauvais exemple, il perpétuera dans sa famille cette funeste perversion morale.

34. Il existe un autre mode de perversion du sens moral chez les enfants, qui s'observe plus souvent que le précédent dans les classes plus aisées de la société. Nous voulons parler de l'EXCÈS DE L'AMOUR MATERNEL, qui est souvent porté au point de faire oublier aux parents la nature et l'importance de leurs devoirs. Ce sont surtout les mères qui, par une exagération du sentiment d'amour et par la satisfaction qu'elles goûtent elles-mêmes dans l'expansion de ce sentiment, pervertissent dès le berceau le sens moral de leurs jeunes enfants. Ce mode de perversion s'opère graduellement et sans qu'on s'en doute, et ce n'est que lorsque les défauts qui en résultent ont pris un développement considérable qu'elles s'en aperçoivent, mais alors elles ne peuvent déjà plus les faire disparaître ni même les modifier. — Pour remédier, autant que possible, à cet inconvénient, elles doivent s'imposer un très-grand sacrifice : c'est de se séparer pour quelques années de leurs enfants, et de les placer dans une maison d'éducation.

Cette cause de perversion morale est plus commune qu'on ne pense généralement : elle produit ce qu'on appelle des *enfants gâtés ;* et il est très-rare, si la cause persiste, qu'on voie dans l'avenir les enfants ainsi mal élevés devenir des sujets instruits ou des jeunes gens vertueux ; car, habitués dès l'enfance à suivre leurs fantaisies et leurs caprices, ils rapportent encore à eux-mêmes, dans ce cas, toute l'affection dont ils sont capables, et de cette cause surgit encore l'*égoïsme* et toutes ses conséquences. Aussi arrive-t-il que les enfants gâtés n'aiment pas leurs parents, et cela parce qu'ils ont appris avant tout à s'aimer eux-mêmes ; et une mère se trompe fort lorsqu'elle croit, en prodiguant sans mesure comme sans raison ses caresses à son enfant, développer chez lui l'amour filial ou la réciprocité d'affection ; car, lorsque cet enfant qu'elle a gâté n'a plus besoin d'elle, il n'éprouve plus pour elle que de l'indifférence et souvent plus tard du mépris. De là naîtront pour cette mère aveugle des peines morales profondes qui souvent mineront sa santé et abrégeront ses jours.

Telle est la conséquence ordinaire de l'amour maternel exagéré lorsqu'il n'est pas guidé par la religion ni réglé par la raison.

D'après ces notions très-importantes, il est facile de voir où conduit la différence de la direction morale imprimée chez le jeune enfant au premier sentiment instinctif ; car, comme nous l'avons vu, ce sentiment naturel bien dirigé conduit l'homme au bonheur, à la santé et à une longue vie. Il est la base de toute perfection ; sur lui reposent la vie individuelle, la famille et la société. — Tandis qu'au contraire le sentiment naturel perverti conduit l'homme à la maladie et à une fin prématurée. Il est la base de toute perversion, il détruit et renverse l'harmonie, sur laquelle reposent la santé, la famille et la société. — C'est ainsi que tout le bien moral comme tout le mal moral dérivent du premier sentiment et des principes de l'éducation.

Mais, nous devons le dire, les causes qui produisent la perversion des sentiments naturels sont bien plus nombreuses que celles qui les développent d'une manière harmonique et régulière. — Elles agissent aussi

avec une puissance telle sur notre nature dépravée qu'il
est presque impossible de rectifier les défauts et les
vices qui résultent d'une éducation manquée. Cela tient
à la perversion originelle de notre nature : elle remonte
à la chute d'Adam. Voilà pourquoi l'homme de sa nature
a beaucoup de tendance vers le mal et très-peu de pro-
pension vers le bien.

§ II. *Développement de l'intelligence.*

35. Il en est de l'intelligence comme des deux autres
parties qui composent notre être, le corps et le sens
moral ; elle s'accroît et elle se développe avec l'âge, et
elle n'atteint son complément et sa perfection que lorsque l'organe qui lui sert de support ou d'instrument a
acquis lui-même toute son énergie vitale. Ainsi les lois
sur lesquelles repose le développement de l'intelligence sont les mêmes que celles qui président au développement du physique et du moral. Il faut donc commencer à la cultiver dès la première année et procéder
graduellement suivant la marche du développement
successif de ses différentes facultés.

Dans l'ordre de leur développement, on voit apparaître successivement : 1° la faculté de sentir (*sensation*);
2° la faculté de percevoir la sensation (*perception*);
3° la faculté d'analyser la sensation perçue (*comparaison*) : elle fait naître l'IDÉE ; 4° la faculté d'en tirer des
inductions et des rapports (*raisonnement*) ; 5° la faculté
de juger la valeur de ces inductions et de ces rapports
(*jugement*) ; 6° enfin la faculté d'agir ou de réagir en
conséquence de la détermination qu'ils ont fait naître
(*volonté*).

L'enfant, au moment de sa naissance, n'éprouve que
des sensations, car ses perceptions sont pendant les

premiers jours obscures et confuses. — Il souffre cependant, car la texture délicate de ses organes le rend très-sensible aux influences extérieures ; mais, si la sensibilité est vive, les perceptions sont confuses jusqu'à la fin du premier mois ; alors seulement ses sens acquièrent de la force, et il commence à percevoir plus distinctement les sensations. Ainsi l'œil supporte bien la lumière, l'ouïe se développe, le goût et l'odorat commencent à se manifester.

Vers la fin du second mois, et quelquefois plus tôt, il peut se mettre en rapport avec les objets qui frappent ses sens, et alors il voit, il entend, il sent, il goûte. De là naît une première série d'idées en rapport avec les objets perçus par les sens. C'est alors seulement qu'il manifeste sa connaissance, et le premier objet qu'il reconnaît, c'est sa mère ou sa nourrice.

A cette époque, comme nous venons de le voir précédemment, apparaît le *sens moral*, et du premier sentiment instinctif procède une autre série d'idées qui se rapportent à sa mère ou à sa nourrice.

Vers la fin de la première année, l'intelligence s'accroît et se développe, parce que l'enfant reçoit de toute part des sensations et des perceptions ; de là naissent d'autres idées plus nombreuses et en rapport avec les objets qui les font naître. On voit alors successivement se manifester d'autres facultés ; ce sont : la faculté de *comparer* et d'*imiter* les choses qu'il voit ou qu'il entend ; il apprend ainsi à parler, et, dès l'âge de quinze à dix-huit mois, il commence à exprimer ses idées par quelques monosyllabes. C'est alors aussi qu'on voit se produire les premières manifestations de la *volonté*. Ces premières facultés se développent peu à peu, et, vers l'âge de deux à trois ans, on voit paraître simultanément l'*imagination* et la *mémoire*. La curiosité en est la conséquence.

Cependant la sphère d'activité de l'intelligence s'accroît et s'étend de plus en plus, et alors apparaissent les facultés supérieures. L'enfant commence à réfléchir et à comparer, et le *jugement* se forme. D'abord incomplet et imparfait, il ne se développe que graduellement et en raison des connaissances que l'enfant acquiert, et ce n'est que vers la sixième ou la septième année, et souvent plus tard, que la RAISON se manifeste. Elle est le résultat de la *perfection* du *jugement* par rapport aux impressions morales et aux perceptions reçues par le centre pensant (2); elle suppose l'attention, la réflexion et la comparaison; elle apparaît d'abord comme un point à l'horizon de la vie, puis elle se développe graduellement et elle grandit avec l'éclat d'une vive lumière pour éclairer à la fois l'intelligence et le sens moral.

C'est alors seulement qu'on peut appliquer sérieusement les enfants à l'étude. Jusqu'alors on n'avait pu que diriger l'imagination, satisfaire la curiosité et cultiver la mémoire; mais à cet âge il faut s'appliquer à former le jugement, car le JUGEMENT EST A L'INTELLIGENCE CE QUE LES SENTIMENTS AFFECTIFS SONT AU SENS MORAL.

Pendant l'adolescence, les facultés de l'intelligence s'accroissent et se développent avec l'âge, mais la capacité intellectuelle est loin d'être la même chez tous les sujets. Les causes principales qui influent sur son développement sont : 1° les vices d'organisation de l'organe qui lui sert de support ou d'instrument (le cerveau); 2° la disposition originelle ou native, d'où dérive l'aptitude particulière à chacun; 3° la vivacité de l'esprit ou sa paresse; 4° la culture ou la négligence par rapport à l'éducation reçue; 5° la perversion des facultés par un vice d'éducation qui tend à développer certaines facultés au détriment des autres : ainsi la mémoire et l'imagination, cultivées à l'excès, faussent généralement le jugement ; 6° les mauvaises habitudes contractées dans la jeunesse (42) ; 7° l'état de santé ou de maladie.

36. Ce n'est qu'après la révolution de la puberté que les facultés de l'intelligence prennent leur plus grand essor d'accroissement (41), et, sous l'influence des sentiments nobles qui animent alors les jeunes gens formés à la vertu, et principalement sous l'impulsion que l'intelligence reçoit des sentiments affectifs, on voit souvent apparaître les premières étincelles du FEU DU GÉNIE.

C'est alors que par la réflexion et par l'étude le jeune homme développe et complète ses idées et qu'il étend ses connaissances ; mais l'homme ne possède toute la capacité intellectuelle qu'il est susceptible d'atteindre que lorsqu'il est parvenu au complément de son organisation, c'est-à-dire vers l'âge de 25 à 30 ans.

Nous venons de dire que la capacité intellectuelle n'est pas la même chez tous les hommes. Il n'en est en effet qu'un assez petit nombre qui peuvent parvenir au *summum* de développement de l'intelligence auquel l'homme puisse s'élever, et ce n'est ordinairement que vers l'âge de 35 à 40 ans qu'elle atteint le complément de la perfection. Alors, chez ces intelligences d'élite, elle constitue le GÉNIE. Par lui, l'homme comprend sa puissance, et il commande à la nature physique dans ce qu'elle a d'accessible aux moyens humains.

D'après les notions très-importantes que nous venons de développer, il est évident que l'AME HUMAINE, sous le rapport de ses deux FACULTÉS ESSENTIELLES, est éminemment PERFECTIBLE. Sa perfection la rapproche de son auteur. Ainsi par l'INTELLIGENCE l'AME s'élève jusqu'à DIEU ; elle le *contemple*, elle l'*adore* dans ses perfections

5

infinies, elle l'*admire* dans la beauté et dans l'immensité de ses ouvrages. — Par le SENS MORAL ou par le CŒUR, elle s'élève jusqu'à lui par un sentiment de *reconnaissance et d'amour* à cause de son infinie bonté et de la grandeur de ses bienfaits.

Ainsi l'HARMONIE *entre toutes les facultés de l'intelligence constitue* l'ESSENCE DE LA RAISON HUMAINE. — *Elle se rattache au but de la création. Elle rentre dans l'harmonie universelle.*

Et l'HARMONIE ENTRE LA RAISON ET LE SENS MORAL, *qui gouverne les impulsions de l'instinct*, constitue l'HOMME RAISONNABLE.

C'est au SENS MORAL que se rapporte principalement l'*idée innée* chez chaque homme du *juste* et de l'*injuste*, d'où dérive la *notion primitive* du *bien moral* et du *mal moral*, sur laquelle repose la CONSCIENCE HUMAINE.

Or, la CONSCIENCE EST AU SENS MORAL CE QUE LA RAISON EST A L'INTELLIGENCE. C'est elle qui dirige l'homme raisonnable dans toutes ses actions.

Et la VOLONTÉ, chez l'homme, est placée entre la RAISON et l'INSTINCT comme un *point mobile*, prête à céder à l'influence de la raison ou aux impulsions de l'instinct, suivant la *prépondérance* que possèdent l'un sur l'autre ces *deux principes moteurs de l'âme humaine* [1].

Mais sous l'influence du LIBRE ARBITRE que l'homme seul a reçu en partage, l'usage qu'il fait de ses deux facultés antagonistes, la *raison* et l'*instinct*, explique

---

[1] Nous n'entendons nullement par cette prépondérance détruire chez l'homme le *libre arbitre*, car il est la base de toutes nos actions; sur lui reposent la conscience, la vie future, etc. — Nous verrons plus loin que l'habitude de résister aux impulsions de l'instinct établit la prépondérance de la raison, tandis que l'habitude de céder aux impulsions instinctives affaiblit la raison sans détruire le libre arbitre, car l'homme est toujours libre de leur résister, et, aidé de la grâce, il peut toujours le faire.

les contradictions qui se rencontrent sans cesse dans sa *nature* et l'opposition flagrante qui s'observe de toutes parts *sous le rapport moral.*

L'immortel génie de Bossuet avait bien pénétré le secret de la nature humaine, et il a très-bien expliqué les contradictions qu'elle présente dans ce passage d'une beauté sublime et inimitable : « Qu'est-ce donc que » l'homme? Est-ce un prodige? est-ce un assemblage » monstrueux de choses incompatibles? est-ce une » énigme inexplicable? ou bien n'est-ce pas plutôt, » si je puis parler de la sorte, un reste de lui-même, » un reste de ce qu'il était dans son origine, un édi- » fice ruiné qui, dans ses masures renversées, conserve » encore quelque chose de la beauté de sa première » forme? Il est tombé en ruines par sa volonté dépra- » vée ; le comble s'est abattu sur le fondement. Mais » qu'on remue ces ruines, on trouvera dans les restes » de ce bâtiment renversé et les traces des fondations, » et l'idée du premier dessein, et les marques de l'ar- » chitecte. »

Application de ces principes.

Les principes d'éducation que nous venons d'établir d'après les lois de l'organisation conduisent naturellement à leur utilité pratique, et dès lors il devient facile de poser les bases d'une bonne éducation.

Elle repose, comme nous l'avons dit, sur trois points essentiels : 1° développer et fortifier le corps ; 2° former le caractère et le moral ; 3° cultiver l'intelligence. Mais, nous le répétons, pour obtenir de l'éducation tous les résultats désirables, il faut développer simultanément et progressivement ces trois parties essentielles de notre être d'après l'ordre établi par la nature même de notre

5.

organisation, car c'est le seul moyen d'obtenir des hommes aussi parfaits que le comporte notre nature, des hommes utiles à eux-mêmes, à leur famille, à leur patrie.

1° Sous le rapport moral.

Lorsque l'éducation du jeune enfant est bien commencée par sa mère ou par sa nourrice, rien n'est plus facile que de le diriger par le sentiment. Ainsi, lorsque la sympathie est une fois établie entre la mère et son enfant, à mesure que ses impulsions instinctives se manifestent et que son intelligence se développe, il devient très-facile de lui imprimer une direction en harmonie avec la nature de ses besoins, et de préparer les voies à la raison. Là seulement doit se borner l'éducation morale de la première enfance.

Cependant, à un âge plus avancé, il n'est pas toujours facile de diriger les enfants par le sentiment. Il faut alors les gouverner par le principe de l'AUTORITÉ. Pour faire une application utile et raisonnée de ce grand principe à l'éducation morale des enfants, il faut que l'autorité paternelle soit douce et ferme, régulière et constante ; il ne faut jamais l'exercer qu'avec sagesse, avec justice et avec prudence. On ne doit que très-rarement, jusqu'à ce que l'enfant puisse raisonner ou comprendre, donner l'explication des motifs du commandement. Par ce moyen bien entendu, il sera toujours facile d'obtenir des enfants bien élevés une obéissance qui n'aura de bornes que dans les limites de leurs forces et de leur capacité, et l'obéissance sera pour eux très-facile lorsqu'ils en auront contracté de bonne heure l'habitude.

Pour faire ressortir les avantages qui résultent de l'obéissance développée sous l'influence de l'autorité bien entendue, nous allons présenter quelques exemples : dans les maladies, on voit les enfants bien élevés prendre par le seul sentiment du devoir et de l'obéissance les remèdes les plus répugnants, et par suite recouvrer la santé, lorsque sans cela ils auraient perdu la vie. Combien d'enfants gâtés périssent victimes de leur entêtement sous ce rapport ! D'un autre côté, c'est le moyen de leur éviter bien des dangers et bien des périls, dont ils sont aussi souvent les victimes à cause de leur imprudence et de l'inexpérience de leur âge. Ainsi les chutes, les coups reçus, les armes et surtout l'eau ne sont-ils pas tous les jours la cause de grands malheurs pour les enfants et de deuil pour les familles ?

C'est encore par l'autorité qu'on imprime aux jeunes enfants une bonne direction morale et qu'on parvient à leur former un bon caractère et un jugement droit, car, à cet âge, ils ne peuvent juger des choses que par la volonté de leurs parents. Si cette volonté est l'expression d'un acte de justice et de devoir ou d'un sentiment honnête et probe, ils apprendront ainsi à discerner le bien du mal, le vrai du faux, le juste de l'injuste. C'est ainsi que se développe le sens moral et la conscience.

Cependant, lorsque l'enfant a atteint l'âge de raison, lorsque son jugement est formé, on doit, dans beaucoup de circonstances, renoncer à user de l'autorité absolue, car l'obéissance passive, lorsqu'elle est portée à l'excès, déprime et abaisse l'intelligence, et les châtiments exercés sans raison comme sans mesure pervertissent le sens moral, conduisent à la dépravation et quelquefois même au crime. C'est donc par le sentiment et par le raisonnement qu'il faut diriger l'adolescent si l'on veut à la fois développer le moral et l'intelligence et former les jeunes gens à la vertu.

Mais, nous devons le dire, il faut une grande sagesse pour faire un bon usage de ces deux principes fondamentaux de l'éducation morale des enfants; car il faut éviter deux écueils également dangereux, l'excès de bonté comme l'excès de sévérité, parce qu'ils conduisent également l'un et l'autre à la perversion (33 et 34). On doit donc avant tout étudier le caractère des enfants et agir d'après les dispositions qu'ils présentent. Il nous est impossible d'entrer ici dans aucun détail, parce que cela est tout à fait en dehors de notre sujet; cependant chacun pourra, à l'aide des préceptes que nous avons posés, faire des applications utiles aux enfants qu'on est appelé à diriger.

2° *Sous le rapport de l'intelligence.*

Nous avons vu que la perfection des facultés de l'intelligence dépend principalement de la rectitude du jugement (35). Il faut donc, avant tout, s'appliquer à FORMER LE JUGEMENT : C'EST LA BASE DE L'ÉDUCATION INTELLECTUELLE. Cependant il faut aussi cultiver les autres facultés en raison de leur développement et de l'aptitude particulière à chaque sujet; ce qu'il importe surtout, c'est de ne pas développer l'une au détriment des autres, par exemple l'imagination et la mémoire au détriment du jugement.

L'intelligence de l'adolescent est comme une jeune plante qu'il faut cultiver avec soin pour la voir fleurir et donner des fruits; plus on en prendra soin, plus ses fleurs seront belles et ses fruits délicieux. Mais il faut prendre garde que l'excès de ces soins, surtout de soins mal entendus, n'en étouffe le germe au lieu de le développer, car les fruits précoces ne sont pas les meilleurs; chaque chose, pour être bonne, doit arriver à son temps.

Il en est de l'intelligence comme de l'agriculture : celui qui veut obtenir de beaux résultats doit étudier la nature de son sol et faire chaque chose à sa saison. De même, pour développer l'intelligence d'un jeune sujet, il faut étudier d'abord son aptitude, puis sa capacité, et même il faut souvent attendre sa maturité. Ainsi on ne doit pas placer un enfant hors de sa sphère ni prétendre obtenir de lui plus qu'il ne peut produire, car trop de travail épuise la force intellectuelle comme trop de travail épuise la force physique.

Pour établir une comparaison qui fasse bien ressortir ce principe fondamental de l'éducation bien entendue, prenons quelques exemples dans la nature de l'homme physique : ainsi trop de lumière fatigue la vue et finit par l'éteindre; une trop grande quantité d'aliments fatigue l'estomac et provoque l'indigestion ; ce qui est trop pour l'un est parfaitement digéré par l'autre ; un estomac débile ne peut digérer qu'une petite quantité d'aliments choisis, le moindre écart de régime produit une indigestion chez ces individus.

Il importe donc beaucoup, pour le succès de l'instruction, de savoir proportionner l'étude et le travail à la capacité intellectuelle des sujets. Ainsi on peut en donner plus à celui qui a le plus d'aptitude; il faut en donner moins à celui dont l'intelligence est moins développée, et on en donnera peu et seulement l'essentiel à celui dont l'esprit est borné. Le superflu n'est bon que pour ceux qui peuvent y suffire. En suivant cette règle fondamentale, on ne fera pas toujours des savants, mais on fera des sujets instruits.

C'est d'après le principe que nous venons d'établir qu'on a formé dans les maisons d'éducation des catégories et des divisions. Il serait même souvent à propos d'en augmenter le nombre, car, en proportionnant avec sagesse et discernement le travail à l'aptitude des élèves, on développe leur intelligence, tandis qu'au contraire on l'obscurcit et on l'étouffe sous une masse de travail qu'elle ne peut élaborer. Il est reconnu que l'excès de travail fatigue et décourage l'enfant et qu'il le dégoûte de l'étude.

Mais, si l'on veut que l'étude profite aux élèves, il faut non-seulement proportionner le travail à l'aptitude de chacun; il faut de plus tenir à ce que les devoirs prescrits soient bien faits, car celui qui veut apprendre doit surmonter les difficultés et les vaincre par le travail.

Cependant il ne faut pas oublier qu'il est des intelligences précoces dont il faut modérer l'activité, car il est reconnu que cette activité exagérée de l'intelligence nuit beaucoup au développement du corps; elle produit souvent l'étiolement physique et la fièvre.

Pour nous résumer, nous dirons que, pour développer convenablement l'intelligence, il faut, d'après les principes que nous avons posés, procéder lentement et graduellement et suivre le développement successif des différentes facultés : ainsi, de 5 à 7 ans, on cultivera la mémoire et on réglera l'imagination; de 7 à 12 ans, on commencera à former le jugement, on développera l'attention et la réflexion, puis on apprendra à comparer les objets et à apprécier les choses à leur valeur. Mais c'est surtout vers l'époque de la puberté, c'est-à-dire de 14 à 16 ans, qu'il faut s'appliquer à cultiver le jugement et à fortifier la raison, car à cet âge l'intelligence prend un grand essor d'accroissement (11), en même temps que les impulsions instinctives font irruption de toutes parts. C'est alors que le jeune homme a surtout besoin de posséder un bon jugement et une grande force de volonté; car *un jugement droit joint à*

une volonté ferme et énergique fait toute la force mo-
rale de l'homme. C'est par elle qu'il gouverne et qu'il a
le droit de commander. Les hautes capacités, qui, dans
tous les temps, ont produit des conquérants et des législateurs, ne viennent pas d'une autre source.

La force matérielle ou physique n'est rien devant la
force morale. Elle s'incline et s'abaisse devant elle. L'es-
prit confond la matière.

DEUXIÈME ÉPOQUE DE LA VIE.

LA PUBERTÉ.

La *puberté est l'âge critique de la jeunesse.* A cette
époque il s'opère dans l'organisme une *révolution* dont
les effets ont un retentissement profond dans toute la
vie de l'homme et de la femme.

De grands dangers menacent alors l'existence des
jeunes gens; si l'on veut les en préserver, il faut veiller
sans cesse sur eux. Cette surveillance est si nécessaire,
que sans elle il devient presque impossible, au milieu
de la corruption de notre siècle, qu'ils échappent aux
dangers qui les menacent de toutes parts.

Nous l'avons dit, à cette époque de la vie, les impulsions instinctives se manifestent avec violence, tandis
que la raison est encore impuissante pour les réprimer.
Les jeunes gens ont donc, alors, surtout besoin d'un
guide et de bons conseils. Mais nous ne pouvons, sous
ce rapport, trop recommander aux parents et aux personnes chargées de l'éducation de la jeunesse une
grande réserve et une grande prudence.

C'est alors qu'on doit s'appliquer à développer le jugement par le raisonnement, et à fortifier la volonté par la religion.

Ce qu'on doit craindre surtout et redouter, ce sont les amis pervers, car l'*ami pervers*, dit le Sage, *est le plus grand écueil pour la vertu*. Aussi doit-on veiller avec un soin extrême sur les compagnies qu'ils fréquentent.

Il nous paraît à propos d'indiquer ici les signes auxquels chacun pourra reconnaître la révolution de la puberté et ses effets sur l'organisme. Ces notions pourront être utiles aux parents et aux personnes chargées de l'éducation de la jeunesse, dans la tâche difficile qu'elles ont à remplir.

Signes généraux. — L'adolescent qui devient pubère est rêveur, inquiet et souvent taciturne; il perd en partie cette gaieté franche et naïve du jeune âge; il ressent en lui des impressions nouvelles dont il ne peut se rendre compte lorsqu'il est encore dans l'état d'innocence. Les jeunes gens des deux sexes se recherchent et se craignent mutuellement; la nature de leurs rapports est changée, et, sans qu'ils s'en doutent, ils éprouvent déjà l'un pour l'autre une sympathie très-différente des amitiés de l'enfance.

C'est alors qu'ils font souvent des questions pour s'expliquer leur état, et s'ils sont bien élevés, si leurs parents ont su les prévenir à cet égard, c'est à eux qu'ils s'adressent, tandis qu'au contraire s'ils sont mal élevés, s'ils sont rebutés par leurs parents, ou bien si on leur fait mal à propos un mystère de leur disposition actuelle, ce besoin de l'instinct, favorisé par leur imagination, se fait sentir avec plus de violence; et si alors il n'est pas convenablement dirigé, il plonge les jeunes gens dans l'abîme qu'on voulait leur faire éviter. Il ne faut qu'un ami pervers pour les perdre.

Outre les signes généraux de la puberté, il en est d'autres qui sont particuliers à chaque sexe.

Le *jeune homme* prend tout à coup un essor d'accroissement rapide; ses traits s'animent; un feu nouveau brille dans ses yeux. L'avenir lui apparaît sous un jour enchanteur; tout lui sourit; il forme de vastes projets; il se sent courageux et fort; il a de nobles sentiments et de grandes espérances. C'est l'âge des illusions et d'un bonheur imaginaire, très-souvent détruit par des déceptions qui brisent son cœur. Sa santé fléchit alors et il perd souvent pour un temps la vivacité de ses traits. Plus tard sa barbe apparaît, sa voix change, elle devient rauque, elle se casse pour reprendre ensuite le timbre mâle et grave qu'elle devra conserver dans l'avenir.

La *jeune fille* prend également vers cette époque un essor d'accroissement rapide dans sa taille. Ses formes s'arrondissent et se développent; sa physionomie s'anime et brille d'un feu nouveau. Son regard doux et souvent mélancolique va droit à l'âme. C'est la fleur de la jeunesse qui s'épanouit dans toute sa beauté. Alors elle soupire involontairement. Elle craint et elle espère sans savoir pourquoi. Enfin, ses règles apparaissent, elle s'en inquiète quelquefois et elle s'en effraie même, si elle n'en est pas avertie. Sa santé en reçoit souvent une secousse violente. On voit alors se manifester une série d'accidents morbides qui exercent assez ordinairement sur toute l'existence de la femme une influence très-fâcheuse.

INFLUENCE DE LA PUBERTÉ SUR LE DÉVELOPPEMENT DU SENS MORAL ET DE L'INTELLIGENCE.

Chez le jeune homme, comme chez la jeune fille, la

révolution de la puberté exerce une influence extraordinaire sur les nobles facultés de l'âme, lorqu'elles n'ont pas encore été perverties. Leur imagination leur représente la vie sous une image toute ravissante de bonheur. L'avenir leur apparaît sous un jour enchanteur. Leurs intentions droites et pures ne leur permettent pas de douter qu'ils ne puissent parvenir à leur but. Pour y arriver, le jeune homme ne voit rien à l'épreuve de son courage ni de sa volonté; le désir de plaire et de mériter fait naître en lui de grandes pensées et de nobles sentiments. Tout ce qui est beau et grand, tout ce qui est bon et généreux, il se sent capable de l'entreprendre et de l'accomplir. De là l'origine de ces élans du génie et de ces belles actions qui signalent souvent son entrée sur la scène du monde.

Dangers de la puberté. — Avant d'atteindre le but qu'ils se proposent, les jeunes gens ont de grands dangers à éviter. Il est du devoir du médecin de les signaler à l'attention des parents et des personnes chargées de l'éducation de la jeunesse. Les deux principaux sont : l'*onanisme* et la *débauche*.

DE L'ONANISME.

Ce vice si commun de nos jours est la cause qui enlève à la population de nos villes un grand nombre de jeunes gens, qui succombent dans l'âge de quinze à vingt-cinq ans.

On ne saurait trop veiller sur cette cause de destruction, car si elle ne tue pas toujours ceux qui s'y abandonnent, elle les prive au moins des nobles facultés de l'âme, elle les conduit à la dégradation physique, à une vieillesse anticipée et à une mort prématurée.

Les *causes* de cette perversion morale sont très-nombreuses; nous venons d'en signaler plusieurs, mais la plus ordinaire c'est la fréquentation des mauvaises compagnies et le défaut de surveillance dans les rapports que les enfants ont entre eux, dans leurs jeux, dans les maisons d'éducation et jusque dans leurs familles.

Il ne faut pas oublier qu'il n'en faut qu'un pour en pervertir un cent; mais que dis-je! c'est, de nos jours, le plus grand nombre qui est perverti. Quelle surveillance ne faut-il donc pas! Dès qu'on reconnaît qu'un membre est gangrené, il faut le séparer au plus vite du corps et tâcher de le guérir à part, car son contact portera la mort où sont l'innocence et la vie.

Une autre cause, c'est le relâchement presque général des mœurs, au sein même des familles. Ainsi on ne craint pas, devant la jeunesse de tout âge, de dire des paroles ou de faire des actions contraires à la pudeur; on l'instruit ainsi, par exemple, et c'est ici d'autant plus dangereux, qu'à cet âge l'imagination favorise singulièrement les impulsions instinctives, tandis que la raison est encore impuissante pour les réprimer. C'est ainsi qu'on donne l'éveil aux passions, et que, sans s'en douter, on mine chez eux les sources de la vie et on creuse leur tombeau.

On doit toujours se défier des rapports des enfants avec les domestiques ou avec les personnes qui fréquentent les maisons, car ici encore il existe une cause puissante de perversion, qui peut conduire les enfants aux plus grands désordres [1].

Il existe encore une cause de perversion dont la plupart des parents sont loin de se douter; nous voulons parler de la pernicieuse habitude de coucher ensemble

---

[1] On a vu des nourrices assez coupables pour pervertir dès le berceau des enfants confiés à leurs soins.

dans un même lit des enfants d'un sexe différent; on ne saurait croire tout le mal qui en résulte. Il serait même très-prudent, lorsque la chose est possible, que chaque enfant couchât absolument seul.

Parlerons-nous de la dépravation générale qui existe parmi les enfants de la classe ouvrière, dans les fabriques et dans les ateliers? on éprouve une douleur morale profonde quand on pense à l'avenir que nous prépare une jeunesse ainsi pervertie dès l'âge le plus tendre. Cela est si vrai, que nous avons vu des enfants livrés à cette perversion dès l'âge de quatre ans. Selon nous, ceci s'explique par la transmission originelle d'un instinct perverti, qui se développe avant l'âge. C'est une punition de Dieu transmise des parents coupables aux enfants.

Symptômes. — Les jeunes gens livrés à cette perversion morale portent sur eux un cachet qui ne trompe pas ceux qui savent l'observer. Nous allons esquisser les traits caractéristiques à l'aide desquels on pourra les reconnaître.

Traits physiques. — Voyez ce jeune homme dont le corps est courbé avant l'âge, le teint maladif et pâle, les traits creux et amaigris, les yeux caves et ternes, comme morts dans l'orbite. Il semble fuir la lumière et le regard des hommes, comme s'il craignait qu'on ne devine dans ses yeux sa funeste passion. Ses membres sont grêles et vacillants; sa démarche mal assurée, sa voix reste rauque, elle ne s'affermit pas; il se fatigue au moindre exercice; il se tient souvent à l'écart et presque toujours en compagnie d'un ou de deux camarades, toujours les mêmes.

Traits moraux. — Il est rêveur, sombre et taciturne. Il perd son aptitude au travail intellectuel; sa mémoire diminue; il devient lent et paresseux, il se dégoûte de l'étude.

Dès qu'on voit un enfant s'étioler ainsi et périr en langueur, il faut en rechercher la cause, et exercer sur lui une active surveillance; dans le doute, il est prudent de consulter un médecin et de lui confier les craintes que l'on éprouve; car, s'il ne trouve pas de cause suffisante pour expliquer ce dérangement de la santé, il pourra, par une autre voie, s'assurer de la vérité [1].

Effets et dangers. — Pendant bien longtemps, les jeunes gens sont loin de soupçonner tout le mal qu'ils se font; ils n'en sont même le plus souvent avertis que lorsque la passion, portée à son comble, a épuisé leurs forces, alors que le mal est devenu presque incurable.

D'abord le corps se ressent peu des pertes qu'il éprouve, parce que les forces se réparent assez vite; mais à mesure que la passion va croissant par l'effet d'une imagination en délire, les pertes augmentent et les forces ne se réparent plus. C'est alors qu'on observe les signes que nous avons décrits; ils constituent par leur ensemble le *tabes dorsalis* ou la *consomption dorsale* des anciens.

Ainsi, le corps s'affaisse et se courbe de plus en plus; les fonctions vitales, nutritives et dépuratrices ne s'accomplissent qu'imparfaitement. Alors l'oppression et la toux deviennent habituelles. Ils sont sujets aux palpitations pour le moindre exercice. Ils perdent l'appétit, ont de fréquentes indigestions; ils vomissent souvent des glaires et sont sujets à la diarrhée. La peau se sèche, et ils ont une fièvre lente qui mine leurs forces

---

[1] Ce vice est commun aux deux sexes, et les ravages qu'il produit chez les jeunes filles sont les mêmes.

et qui ne s'explique par aucun motif, si ce n'est l'épuisement.

A ce cortége déjà effrayant se joint le plus souvent des maux de nerfs, tels que des douleurs lancinantes, des spasmes et même des convulsions, qui font horriblement souffrir ces malheureux ; peu à peu le sang s'altère et se décompose, les tissus perdent leur tonicité, l'œdème ou l'enflure se déclare aux jambes d'abord. La série des symptômes va toujours croissant et la mort vient enfin clore cette scène déchirante pour le cœur des parents désolés, alors que le malheureux malade espérait encore un retour à la vie et à la santé.

Autres effets. — Cette funeste passion ne conduit pas toujours à la consomption et à la mort ceux qui s'y abandonnent ; mais, en général, ils traînent une vie languissante et triste. Ils vieillissent avant l'âge, et hâtent de beaucoup la fin de leur existence. Ces individus sont impropres au mariage, ils l'ont même à dégoût. Chez eux, les nobles sentiments de la famille sont remplacés par un instinct perverti, qui les dégrade et les abaisse au-dessous de la brute. Leur intelligence est déchue et dégradée ; ils sont inaptes au travail intellectuel. Leur raison est obscurcie : aussi ils ne peuvent s'élever à rien de beau ni de grand, leur volonté est asservie à l'instinct brutal qui les domine. Lorsque, par leur position, ils sont obligés de se livrer à un travail manuel, c'est à peine s'ils peuvent accomplir leur tâche ; ils sont mous, vains et paresseux ; ils suivent une routine toujours la même. Ils n'imaginent point, ils n'inventent rien, ni ne perfectionnent point.

Que faire en présence de cette lèpre morale, qui menace d'envahir la majeure partie de la jeunesse? On doit, comme nous l'avons dit, exercer une surveillance active et vigilante sur les jeunes gens vers l'époque de la puberté; car si l'on ne parvient pas à extirper ce fléau destructeur, notre France, notre belle patrie, cessera un jour d'exister parce que les bras manqueront pour la défendre.

46. *Moyens préventifs.* — Pour prémunir les jeunes gens contre les effets de la passion dont nous venons de tracer l'effrayant tableau, nous ne connaissons que celui de leur inspirer de bonne heure des *sentiments religieux,* c'est là seulement qu'ils puiseront de l'horreur pour le mal et de l'amour pour le bien. Il faut de plus être prudent et réservé en leur présence, leur donner de bons conseils, et surtout, nous ne pouvons trop le répéter, il faut exercer, sans qu'ils s'en doutent, la plus grande surveillance dans les rapports qu'ils ont entre eux et avec les étrangers. Enfin, on doit s'appliquer à gagner leur confiance et leur amitié, afin que, s'ils sont trop curieux, ou s'ils sont à demi instruits, lors surtout que les impulsions instinctives se manifestent avec force, on puisse en profiter pour les diriger dans la bonne voie par de sages conseils.

47. *Moyens curatifs.* — Dès qu'on a acquis la certitude qu'un enfant s'abandonne à cette coupable habitude, il faut travailler sans relâche à la détruire. Le seul moyen de faire triompher la raison, c'est la religion. Il faut donc lui inspirer de l'horreur pour son état, en lui faisant bien comprendre qu'il offense Dieu, qu'il détruit sa santé, qu'il creuse son tombeau et qu'il perd son avenir. Il faut lui dépeindre vivement la longue série de maux et de souffrances qui viendront bientôt l'accabler s'il ne se corrige pas, et, si l'occasion s'en présente, on lui fera voir un jeune homme arrivé aux derniers degrés de la consomption dorsale. Il ne faut pas craindre de l'effrayer pour le ramener, et il faut savoir profiter des impressions que l'on a fait naître pour

frapper des coups décisifs, et pour faire renaître dans son cœur l'espérance par le pardon.

Il faut surtout craindre les rechutes, car elles sont ici plus faciles que dans tout autre cas : aussi faut-il souvent relever le moral par le secours puissant de la religion, et, à force de patience et de persévérance, on verra peu à peu les sentiments nobles revenir dans son âme, et alors il sera sauvé. Mais il ne faut pas oublier que la *religion seule* peut sauver les jeunes gens du malheur qui les menace, et que sans elle les autres moyens sont impuissants pour détruire cette funeste habitude.

Cependant, il est un autre moyen qui, combiné avec les principes religieux, peut beaucoup favoriser le retour de la raison, et ramener à son but naturel l'instinct perverti; ce moyen, c'est, lorsque la chose est possible, d'inspirer aux jeunes gens le *désir* et le *goût* du *mariage*. Ainsi, on désignera au jeune homme une jeune personne belle, sage et vertueuse, qu'il pourra obtenir pour épouse, pourvu qu'il sache s'en rendre digne.

Lorsqu'on est parvenu à placer les jeunes gens dans une bonne voie, si on sait bien les diriger, on les verra bientôt prendre un nouvel essor; les sentiments nobles reviendront dans leur âme, et la raison, fortifiée contre les impulsions de l'instinct, leur fera comprendre le bonheur où Dieu l'a placé, et une première inclination bien dirigée sera pour eux l'ancre de salut qui les sauvera du naufrage.

Nous passerons sous silence la plupart des moyens indiqués par les auteurs, car ils ne sont applicables qu'aux enfants, et ils sont presque toujours impuissants pour combattre ce vice originel. Que peuvent, en effet, la ligature des mains, les potions et les tisanes, contre un acte qui ne dépend que de la volonté seule?

Il est cependant quelques moyens préventifs qu'il ne

faut pas négliger : ainsi, il faut occuper continuellement leur esprit par des distractions agréables, telles que le dessin, la musique, certains choix de lectures, l'étude de la botanique, etc. Il faut aussi fatiguer le corps par des jeux et par des exercices gymnastiques, ou par des promenades assez longues ; on évitera aussi, autant que possible, de les laisser seuls.

D'un autre côté, lorsque l'habitude est entretenue par une cause physique, il faut avoir soin de la détruire. C'est ainsi que la présence d'une dartre, ou celle des vers dans le rectum (*fondement*) réclament des soins particuliers, et il faut, à cet égard, consulter le médecin. La malpropreté est encore une cause qu'il est toujours facile de faire disparaître.

Cependant, il est un conseil qu'il ne faut pas oublier, c'est de coucher les enfants seuls et lorsqu'ils sont fatigués, puis de veiller près d'eux jusqu'à ce qu'ils s'endorment et de les lever de grand matin, sans attendre qu'ils soient réveillés. En outre, il faut que leur lit soit dur et qu'ils se couchent sur le côté, car la plume et le coucher sur le dos s'opposent à l'effet que l'on veut obtenir. Ici encore la tempérance est de rigueur [1].

DE LA DÉBAUCHE.

48. Rien n'est plus commun, de nos jours, que de voir la jeunesse livrée à la débauche dès l'époque de la puberté. Cette perversion prématurée est presque générale

---

[1] Dans les maisons d'éducation, les dortoirs doivent être disposés de manière que les lits soient assez espacés pour que la communication soit impossible. Ils doivent se composer d'un sommier de crin et d'un matelas ; en outre, les dortoirs doivent être éclairés pendant la nuit, et un veilleur est indispensable pour imposer le silence et veiller à la bonne tenue de l'établissement.

6.

dans une certaine classe de la société. Nous en avons
signalé les causes à l'occasion de l'onanisme, nous n'y
reviendrons pas; mais la principale, ce sont les mauvaises compagnies; car seul, un jeune homme n'irait
jamais de lui-même dans les lieux de prostitution; mais
dès qu'un ami pervers lui a fait faire le premier pas
dans cette voie, alors il ne s'arrête plus; ni les maladies qu'il y contracte, ni la perte de son avenir, ni la
misère ne sont plus capables de l'arrêter; rien ne peut
lui dessiller les yeux, et il se précipite, comme un aveugle, dans l'abjection et dans la crapule la plus dégradante, pour satisfaire une passion animale qui ne connaît pas de frein; trop heureux encore si le contact des
gens pervers qu'il fréquente ne le conduit pas au crime
et à l'infamie; car le jeune homme qui à seize ans
commence une vie si vile et si honteuse sait-il où il
s'arrêtera ?

La débauche de la jeunesse est peut-être une des
causes les plus puissantes de la chute des nations; car
on peut dire, en général, qu'un peuple démoralisé est
un peuple vaincu. Si nous parcourons l'histoire, nous
verrons que telle a toujours été la cause de leur destruction. Ainsi, nous voyons successivement les Perses
envahir l'Égypte, puis les Grecs envahir la Perse, et
plus tard les Romains, aux mœurs austères, étendre
leur domination sur toutes les nations alors connues, et
eux-mêmes subir à leur tour la loi des peuples barbares
qu'ils avaient vaincus, lorsque la corruption des mœurs,
parvenue à son comble, eut détruit chez eux les sentiments nobles qui élèvent un peuple, et que l'amour des
richesses et des plaisirs sensuels eut amolli leur âme
et énervé leur courage.

PRÉJUGÉ FATAL A LA JEUNESSE.

49. La plupart des parents, même dans une position élevée, se font illusion sur les désordres auxquels les jeunes gens peuvent se laisser entraîner par les écarts d'une imagination déréglée, et c'est au point que, si le médecin fait en leur présence une question pour éclairer son jugement, ils s'empressent de répondre par la négative, et au lieu de se concerter avec lui pour parvenir à la connaissance d'un fait aussi important pour l'avenir de leurs enfants, ils lui retirent souvent leur confiance.

Cette réponse négative, qu'ils font presque toujours de bonne foi, devient souvent la cause qui ravit leurs enfants à leur tendresse; car, par elle, ils paralysent les efforts du médecin, et ils s'opposent ainsi à tout moyen de combattre ce funeste penchant, et par cela même il devient impossible de favoriser le retour de la raison par de sages conseils. D'ailleurs, cette réponse négative des parents, qui semble mettre les enfants à l'abri même d'un soupçon sur leur conduite, n'est-elle pas propre à les entretenir jusqu'à la fin dans cette coupable et funeste habitude? car, par cette cause, privés de soins, de surveillance et de bons conseils, qui donc les sauverait? Au contraire, se croyant à l'abri même du soupçon, la passion se fortifie de plus en plus, jusqu'à ce que la mort vienne frapper sa victime et détruire l'illusion funeste et coupable des parents, trop simples ou trop crédules.

TROISIÈME ÉPOQUE DE LA VIE.

LA JEUNESSE.

50. A peine l'adolescent a-t-il franchi la crise de la puberté, qu'une ère toute nouvelle se présente devant lui. C'est l'ère de la joie et des plaisirs. Heureux s'il n'en abuse pas, car l'abus conduit à la satiété, la satiété au dégoût, et le dégoût souvent au désespoir.

La jeunesse est la période la plus orageuse de la vie. Elle est pour les jeunes gens semblable à une *mer* remplie d'écueils et de dangers qu'ils ne peuvent traverser sans le secours d'un *pilote* habile qui les préserve du naufrage et qui les fasse arriver heureusement au port.

Ce pilote, c'est pour eux un *ami* fidèle et dévoué qui leur serve de guide par ses sages conseils et par son expérience. Dans l'ordre de la famille, ce sont les parents eux-mêmes qui devraient servir de guide à leurs enfants, car ils sont un dépôt sacré qu'ils ont reçu de Dieu, et dont ils sont responsables devant lui jusqu'au jour où ils les conduiront à l'autel pour former le lien d'une nouvelle famille. Car la FAMILLE, C'EST LE BUT DE LA CRÉATION. Dieu, en créant l'homme et la femme, leur a dit : *Croissez et multipliez-vous*. C'est pour l'accomplissement de ce but qu'il a placé dans le cœur humain les nobles sentiments qui en sont la BASE et le LIEN. Ces sentiments sont l'AMOUR PATERNEL, l'AMOUR FILIAL et l'AMOUR CONJUGAL. Ils *émanent* de *Dieu*, ils se rapportent à lui, et ils dérivent du premier sentiment affectif que nous avons désigné sous le nom d'AMOUR MORAL (33). Nous verrons plus loin qu'ils conduisent l'homme au bonheur, à la santé et à une longue vie.

Le port auquel doivent arriver les jeunes gens, c'est un MARIAGE contracté avec des intentions pures et droites, c'est là le but unique vers lequel ils doivent tendre après qu'ils ont franchi la crise de la puberté; et pour y arriver ils ont besoin d'un guide et de bons conseils, afin d'éviter les écueils et les dangers auxquels les expose leur imagination, gouvernée alors par les impulsions instinctives : car c'est là la cause de ces naufrages si terribles dans lesquels la majeure partie des jeunes gens viennent si souvent briser à la fois leur santé, leur avenir et même leur existence.

La cause de ces malheurs, c'est qu'ils se sont aventurés sur cette mer dangereuse sans guide et sans conseil; c'est qu'entraînés par la fougue des passions et par leur imagination déréglée, ils se sont exposés sans pilote et sans gouvernail au milieu des écueils sur lesquels leur inexpérience les a fait échouer [1].

[1] Nous pensons avec beaucoup de personnes très-judicieuses, qui ont acquis à ce sujet une longue expérience, que la réserve excessive que beaucoup de parents, de mères surtout et de maîtresses de pension, ont à l'égard des jeunes personnes sous le rapport des dangers qu'elles peuvent courir au milieu du monde, est souvent préjudiciable à leur avenir, et c'est précisément la cause qui leur prépare des chutes d'autant plus faciles qu'elles s'y sont moins attendues; car, lancées plus tard, sans expérience, au milieu d'une société en grande partie pervertie; exposées avec toute leur faiblesse à tous les genres de séduction, comment échapperaient-elles au naufrage qui les attend? Elles s'y laissent prendre d'autant plus facilement, que dans leur simplicité ces âmes candides et neuves ne peuvent apercevoir les piéges qui leur sont tendus de toutes parts, et que le sentiment affectif, qui alors se développe avec force, facilite et prépare une première chute. Cette première faute, résultat d'une faiblesse inhérente à notre nature, est trop souvent la voie qui les conduit insensiblement à une perversion complète. Ne serait-il pas beaucoup plus sage de leur laisser apercevoir d'avance les dangers qu'elles doivent affronter plus tard; et, comme un pilote habile, de leur faire connaître les écueils au milieu desquels elles seront bientôt obligées de naviguer? en faisant connaître le péril, on apprend aussi le moyen de l'éviter. Ainsi on leur

Ainsi, il serait à propos de leur faire voir le mariage simplement comme un lien de famille établi par Dieu, en leur faisant comprendre qu'il rentre dans l'ordre de la création. En même temps on leur inspirera de l'horreur pour tout ce qui éloigne l'homme de ce but, lorsqu'il n'est pas appelé à un état plus saint.

On leur fera surtout entendre que le mariage est soumis à des conditions d'âge, de fortune, de position, etc., et qu'avant d'y penser ils doivent compléter leur développement physique, acquérir des connaissances et se procurer par le travail des moyens capables de suffire aux besoins d'une famille. Le jeune homme ne doit pas y penser sérieusement avant l'âge de vingt-quatre à vingt-cinq ans. Quant à la jeune fille, on ne peut raisonnablement la marier avant l'âge de vingt à vingt et un ans. La loi, qui n'établit qu'à cet âge la majorité des jeunes gens, est donc sage et prévoyante (111).

Pendant cette période d'années qui s'écoule depuis la puberté jusqu'à cette époque, les parents doivent, ainsi que les personnes chargées de l'éducation, s'appliquer à former le jugement, à régler l'imagination et à développer les nobles sentiments de l'âme, afin de fortifier la raison, qui doit diriger les impulsions instinc-

enseignera que la réserve et la modestie sont dans leurs mains les armes les plus puissantes contre les séductions du siècle. Aussi nous approuvons beaucoup un moyen fondé sur ce principe que nous avons vu employer avec succès dans quelques maisons d'éducation : on laisse les jeunes élèves sortir dans les villes, on les accompagne toutefois, et on les met en rapport et même en contact avec le monde. On leur permet ainsi d'acquérir peu à peu l'expérience des choses et des hommes ; c'est un excellent moyen de leur faire éviter le naufrage, car lorsqu'elles seront, plus tard, exposées au milieu du monde, cette connaissance leur servira pour les aguerrir et pour les fortifier au jour du combat, et alors la lutte deviendra pour elles beaucoup moins inégale. Telle fut la pensée de Fénelon dans les conseils qu'il fait donner à Télémaque par Mentor.

tives vers un but utile à l'homme lui-même, à la famille et à la société. C'est donc alors que l'homme doit s'appliquer à devenir tout ce qu'il peut être dans l'avenir, sous le rapport physique, moral et intellectuel.

Aussi c'est dans cette période de la vie que se développe la constitution et que se forme le tempérament (30);

C'est dans cette période que l'homme acquiert toute la capacité intellectuelle dont il est ordinairement capable (36);

C'est alors aussi qu'il se perfectionne dans la voie du bien, ou qu'il se pervertit dans la voie du mal (32 et 33).

Le développement du physique, du moral et de l'intelligence s'opère, comme nous l'avons vu, simultanément et progressivement. Leur ensemble constitue un homme parfait lorsqu'il se développe d'une manière régulière et sous l'empire de la loi de l'harmonie. Au contraire, lorsqu'il ne se développe pas d'une manière harmonique ni régulière, il constitue un homme imparfait, c'est-à-dire un homme dont l'organisation est plus ou moins vicieuse.

ÉTUDE DES TEMPÉRAMENTS.

51. D'après ce que nous venons de dire, l'étude des tempéraments rentre naturellement dans l'hygiène médicale de la jeunesse, puisque c'est dans cette période de la vie qu'ils se forment et qu'ils se développent. Il importe donc ici d'indiquer les moyens propres à développer chez les jeunes gens un bon tempérament, parce qu'il est la base d'une bonne santé.

Il ne faut pas confondre la constitution avec le tempérament.

La *constitution* dérive du degré de force vitale dont chaque individu est doué. Ainsi, plus un sujet présente de résistance à l'action des causes de maladie, plus sa constitution est harmonique et régulière, et plus, par conséquent, sa vitalité est grande, et plus il a de chances d'une longue vie.

Le *tempérament* résulte de la prédominance d'un système d'organes ou d'un appareil organique sur les autres appareils. Il est l'effet de la suractivité fonctionnelle de ce système ou appareil, en vertu de laquelle il a pris un développement exagéré, cependant compatible avec l'état de santé.

Il imprime un cachet particulier à la physionomie, au caractère, comme aussi aux impulsions instinctives, et même aux facultés de l'intelligence, et réciproquement la direction imprimée par l'éducation au développement physique, aux impulsions de l'instinct et aux facultés de l'intelligence, imprime au tempérament son cachet particulier.

C'est un cercle où tout s'enchaîne et se tient : ainsi, la direction imprimée au sens moral et à l'intelligence favorise le développement de certaines formes de tempérament. A son tour, le tempérament imprime au sens moral et à l'intelligence une direction particulière. L'effet se lie à la cause et devient cause à son tour.

Il n'est pas donné à l'homme d'avoir à son gré la forme de tempérament qui lui convient, car il existe le plus souvent, à cet égard, une prédisposition héréditaire qu'il ne peut détruire complétement; ce qu'il peut faire, c'est de développer autant que possible le genre ou la forme de tempérament originel, lorsqu'il convient à la santé, et de le réformer ou plutôt de le modifier d'une manière avantageuse, lorsqu'il est défectueux ou vicieux. C'est par le moyen d'une hygiène bien entendue et surtout bien appliquée qu'on peut atteindre ce but. Ceci nous conduit naturellement à l'étude de chaque tempérament en particulier. Cette étude renferme des principes d'une grande importance pratique, dont chacun peut faire tous les jours une utile application.

Nous avons à étudier le tempérament sanguin, l'athlétique ou musculaire, le lymphatique, le bilieux, le nerveux. A ces cinq formes primitives se rattachent la longue série des tempéraments mixtes, dans laquelle rentre le tempérament mélancolique.

1° *Tempérament sanguin.*

52. Les causes qui favorisent et développent le tempérament sanguin sont : une nourriture saine et abondante, prise en partie dans le règne animal et dans le règne végétal, l'exercice ou un travail modéré au grand air, une vie régulière et sage, des impressions morales agréables, sans violence ni secousse, une douce gaieté. Toutes ces causes, en développant la circulation et la richesse du sang, font prédominer son appareil organique sur les autres appareils, d'où dérive cette forme de tempérament. Il se rencontre assez souvent parmi la jeunesse de nos campagnes. Il produit des hommes robustes et courageux, capables d'exécuter des travaux pénibles et d'y résister longtemps.

L'homme sanguin représente le plus beau type de l'organisation humaine : son teint est vif et coloré, ses yeux brillent d'un vif éclat, sa physionomie est agréable, sa taille bien prise et ses proportions régulières. Il est léger, inconstant, peu susceptible d'un attachement durable. Son intelligence, ordinairement assez développée, le rend capable de faire de grandes entreprises et peut lui assurer des succès.

Ce tempérament prédispose à la pléthore, et par suite, aux congestions, aux hémorrhagies et aux inflammations.

2° *Tempérament athlétique.*

53. Le tempérament athlétique ou musculaire se développe principalement sous l'influence d'un exercice gradué et ménagé suivant les forces, mais bien dirigé et bien soutenu, et, en particulier, sous l'influence de la gymnastique; car c'est en mettant souvent en activité, d'une manière convenable, l'appareil musculaire qu'on obtient une prédominance de volume et de force dans cet appareil qui imprime à l'organisme cette modification spéciale qui constitue les athlètes.

Ce tempérament était plus commun chez les anciens peuples qu'il ne l'est de nos jours, cependant on le rencontre encore souvent dans nos campagnes. Dans les villes, certaines professions y prédisposent les hommes qui ne font pas d'excès.

L'homme doué du tempérament athlétique représente le type de la force physique par le beau développement de ses formes et par la saillie prononcée de ses muscles. Par opposition, chez ces hercules, le système nerveux est comme absorbé sous la masse des muscles. Aussi sont-ils, en général, des hommes paisibles et peu passionnés. Ils sont peu impressionnables et ils se mettent difficilement en colère; mais leur force musculaire est terrible lorsqu'ils reçoivent une impulsion forte et capable de les ébranler. Il faut bien se garder d'irriter ces colosses, car il n'est pas d'obstacles qu'ils ne puissent renverser lorsqu'ils agissent sous l'impulsion de la colère.

3° *Tempérament lymphatique.*

54. Les causes qui favorisent le développement du tempérament lymphatique sont : une nourriture malsaine et surtout mal préparée, principalement composée de végétaux, de laitage et de farineux ; l'habitation dans des lieux bas et humides et mal aérés, les professions sédentaires, l'isolement et l'absence des émotions ou des passions.

Toutes ces causes agissent en établissant la prédominance de l'appareil des vaisseaux blancs sur celui des vaisseaux sanguins, et en développant un embonpoint exagéré et factice, qui constitue cette forme de tempérament. On l'observe principalement chez les jeunes gens élevés dans les villes et même dans les campagnes, lorsqu'ils séjournent habituellement dans des ateliers enfermés, ou qu'ils exercent des professions sédentaires : tels sont les tisserands et les autres professions du même ordre.

Les individus lymphatiques sont presque tous faiblement organisés, ils sont en général débiles et incapables d'un travail actif ou qui exige une force soutenue. Ils sont indolents, paresseux, sans énergie, comme sans intelligence. Ils sont en général faciles à diriger et à conduire ; leur physionomie, ordinairement pâle, comme bouffie et sans expression, leurs chairs molles, leur embonpoint souvent exagéré, et la lenteur avec laquelle ils agissent, sont les traits caractéristiques qui les font reconnaître. Ce tempérament prédispose aux scrofules, et, en particulier, à la phthisie et au rachitisme.

4° *Tempérament bilieux.*

55. Ce tempérament se développe sous l'influence

d'une nourriture abondante, composée principalement de viandes fortes, assaisonnées, faisandées ou fumées, surtout lorsque l'alimentation est mal dirigée. C'est ainsi que les excès dans les aliments et les boissons stimulantes, la bonne chère et les habitudes gastronomiques, par cela même qu'ils exigent un grand développement des forces digestives, concentrent sur l'estomac et sur l'appareil biliaire une suractivité fonctionnelle, qui établit la prédominance de ces appareils organiques sur les autres appareils, d'où résulte le tempérament bilieux. On l'observe dans les campagnes et dans les villes chez les hommes qui exercent des professions pénibles ou qui exigent une grande activité, surtout s'ils sont soumis à l'action d'une chaleur intense.

Les hommes de ce tempérament sont très-vigoureux et très-robustes. Ils sont, en général, capables d'exécuter de grands travaux et de soutenir une fatigue prolongée sans épuiser leurs forces. Ils sont aussi doués d'une grande énergie morale. Enfin ils sont courageux et persévérants dans leurs entreprises. Lorsque leur intelligence est cultivée, les hommes bilieux sont, en général, propres aux sciences et aux arts, et souvent ils atteignent les hautes conceptions du génie. Ils sont presque tous ardents et passionnés, et leurs passions sont bonnes ou mauvaises suivant la direction qui leur a été imprimée par l'éducation.

L'homme bilieux se reconnaît à la coloration de son visage, qui présente une teinte brune ou jaunâtre; ses traits sont fortement exprimés; ses yeux sont vifs, noirs et petits; ses chairs fermes, et ses membres plutôt grêles que développés. Il est vif et actif dans ses mouvements comme dans ses expressions. Ce tempérament prédispose aux maladies des organes digestifs, aux fièvres et à la jaunisse.

5° *Tempérament nerveux.*

Dans son principe, le tempérament nerveux est transmis par voie d'hérédité, mais il se développe principalement sous l'influence de l'habitude et de l'éducation. Il s'est en quelque sorte généralisé dans notre patrie depuis nos commotions politiques, et de plus il est chaque jour favorisé par notre système d'éducation, par nos mœurs libres et par nos habitudes nationales; de telle sorte que nous pouvons dire, sans crainte d'être taxé d'exagération, qu'il est chez nous à peu près constamment associé à toutes les formes de tempérament que nous venons d'esquisser.

Nous admettons, avec plusieurs auteurs, deux formes de tempérament nerveux, qui se rattachent à chacun des deux systèmes nerveux, dont nous avons analysé les fonctions. Ce sont le tempérament nerveux encéphalique et le tempérament nerveux ganglionnaire ou sympathique.

Tempérament nerveux encéphalique.

56. Il résulte de la prédominance du système nerveux, qui préside aux fonctions de relation, c'est-à-dire le cerveau et la moelle épinière (2 et 3). Il est le plus souvent transmis par voie d'hérédité, mais il est surtout favorisé dans l'adolescence par une éducation plus ou moins vicieuse. Ainsi, lorsqu'on laisse se développer chez l'enfant un caractère violent, emporté, vif et irascible, on favorise singulièrement la prédominance de ce système nerveux, et on prépare pour l'avenir la voie à une foule de maladies qui s'y rattachent. On l'observe principalement chez les jeunes gens élevés dans le sein des villes, dans les maisons d'éducation et au milieu des

études. Il se reconnaît au volume de la tête, à la vivacité des mouvements, à la mobilité de la physionomie,
d'ailleurs très-spirituelle. L'imagination brillante, l'esprit vif et pénétrant, rempli de saillies, le caractère
bouillant, versatile, inconstant et léger, sont les traits
qui caractérisent cette forme de tempérament.

Tempérament nerveux sympathique.

57. Cette forme de tempérament est très-commune de
nos jours ; elle a été bien décrite par quelques auteurs
modernes, et, en particulier, par M. Lepelletier de la Sar-
the. Elle résulte de la prédominance exagérée et insolite
du système nerveux affecté aux sympathies et aux an-
tipathies.

Pour comprendre le développement de ce tempérament, il faut se reporter à ce que nous avons dit de la
nature et des fonctions de ce système nerveux (5). Il
faut savoir qu'il est affecté spécialement aux fonctions
des organes essentiels à la vie, et aux organes qui sont
le siége des appétits instinctifs ; qu'il est indépendant
de la volonté ; qu'il est le siége des impressions agréables
ou pénibles, des sentiments affectifs, des instincts et des
passions bonnes ou mauvaises ; en un mot, qu'il est
l'organe du sens moral ; que la joie, l'amour et la haine,
la satisfaction et les remords, ont leur source en lui ;
enfin, qu'il est le siége de la conscience.

Ce tempérament est ordinairement, dans son origine,
transmis de famille en famille par voie d'hérédité, et
il s'acquiert et se développe dans le cours de la jeunesse
par des circonstances qui le favorisent. Ce sont, d'une
part, les vices d'une éducation mondaine et efféminée,
tels que la lecture des romans, la fréquentation des
spectacles, des bals et des cercles ; les habitudes de la

mollesse et de l'oisiveté; en un mot, le *sybaritisme* des
grandes villes. Toutes ces causes agissent en favorisant
le développement des passions instinctives et la démoralisation, et, par cela même, elles provoquent le développement exagéré de ce système nerveux.

D'une autre part, les embarras d'une position difficile; les épreuves et les malheurs inséparables de la
condition humaine; la perte de parents, d'un enfant,
d'une épouse; la perte de la fortune et des biens de ce
monde, et, en général, tout ce qui plonge l'âme dans
une douleur morale profonde porte une atteinte terrible
à la constitution de l'homme et développe d'une manière insolite l'appareil nerveux affecté aux sympathies.

Enfin, le froissement qui résulte continuellement des
rapports sociaux, sous l'influence des passions et des
intérêts personnels, détermine chez un grand nombre
d'individus des commotions morales qui ont un retentissement profond sur le système nerveux.

Toutes ces causes agissent sur la masse des populations des villes : voilà pourquoi ce tempérament est si
commun dans les grands centres de population, et il
s'associe constamment à toutes les autres formes de
tempérament. On le trouve quelquefois même uni au
lymphatique et au musculaire, mais à un degré beaucoup moindre que dans les autres. C'est surtout au
bilieux qu'il s'unit principalement, au point qu'on peut
dire, sans crainte de se tromper, qu'il en est inséparable. Aussi est-il particulier aux hommes passionnés,
qui sont ordinairement bilieux (voy. *Tempér. mixtes*).

Les jeunes gens chez lesquels se développe cette
forme de tempérament sont impressionnables et plus
ou moins irritables. Lorsque le sens moral n'a pas été
perverti par les passions, ils sont sensibles, affectueux

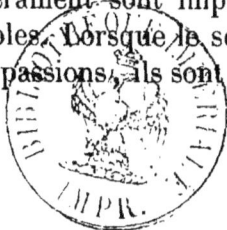

7

et confiants; la bonté et la générosité sont le fond de
leur caractère. Lorsqu'au contraire le sens moral a été
perverti soit dans l'enfance par les vices de l'éducation,
soit dans la jeunesse par les passions non combattues,
l'égoïsme est le fond de leur caractère. Ils sont durs,
insensibles, souvent faux et trompeurs et on voit successivement se développer chez eux les mauvaises passions : telles que l'envie, la jalousie, la haine, la vengeance, etc.

C'est ainsi que ce tempérament, modifié par ces
influences bonnes ou mauvaises, donne naissance aux
passions nobles et bienveillantes, comme aussi aux
passions ignobles et criminelles; car elles ont toutes leur
point de départ dans le système nerveux sympathique
ou ganglionnaire.

TEMPÉRAMENTS MIXTES.

58. Les tempéraments, tels que nous venons de les décrire, se rencontrent rarement purs et sans mélange,
ils sont presque toujours réunis et associés par des
nuances très-tranchées chez chaque individu ; celui
qu'on rencontre le plus souvent à l'état pur, c'est le
tempérament sanguin. Mais c'est au fond de nos campagnes, au milieu des travaux champêtres, loin du tu-
multe des passions, qu'il faut aller le chercher. C'est
assurément sur ce type que Dieu forma le premier
homme, car c'est le type de la beauté et de la bonté.
Il est le fondement d'une santé durable et d'une longue
vie, surtout s'il est joint à une bonne constitution.

Les tempéraments ainsi formés par la réunion de
plusieurs sont appelés tempéraments mixtes; et il n'est
pas rare de trouver chez le même individu trois et
même quatre nuances de tempérament simple. Cepen-

dant il en est qui ont plus d'affinité pour les uns que pour les autres, et c'est aussi ceux qui se rencontrent le plus souvent; néanmoins, il y en a presque toujours un qui est prédominant et qui imprime principalement son cachet au caractère et à la physionomie de l'individu. Nous ne nous occuperons que de ceux que l'on rencontre le plus souvent. Ce sont : le sanguin uni au nerveux, le sanguin uni au lymphatique et aussi au nerveux, le bilieux uni au nerveux et surtout au nerveux sympathique, et lorsque ce dernier est porté à un certain degré, il constitue le tempérament mélancolique. On trouve rarement le lymphatique uni au nerveux encéphalique, et il est assez souvent uni au nerveux sympathique; l'athlétique est souvent uni au sanguin et presque jamais au nerveux.

1° *Tempérament sanguin et nerveux.*

59. Les deux formes de tempérament nerveux sont presque toujours associées au tempérament sanguin, et elles impriment au caractère chacune leur cachet particulier. Si c'est le *nerveux encéphalique* qui domine, le caractère est léger, inconstant, vif et irascible. L'homme est incapable de se fixer; il s'emporte vivement, mais il s'apaise de même. La poésie et la littérature frivole ont beaucoup d'attrait pour lui. Il est, en général, assez capable d'invention et même de perfection dans les arts, mais il est peu propre aux sciences et aux travaux qui exigent de la patience et une grande contention d'esprit. Quand c'est le tempérament *nerveux sympathique* qui est uni au sanguin, l'homme se passionne vivement, mais il se détache de même; l'amour comme l'amitié ne sauraient longtemps fixer son cœur volage et inconstant. Semblable au papillon, il vole d'une fleur

7.

à l'autre sans s'y arrêter. On voit quelquefois les hommes doués de cette forme de tempérament se passionner avec ardeur, et capables d'actions de courage et d'éclat sous l'influence d'un sentiment noble qui se rattache à la famille, à la patrie ou à la religion.

2' *Tempérament lymphatico-sanguin uni au nerveux.*

60. Cette forme de tempérament est très-ordinaire dans les grandes villes. Elle résulte des modifications apportées dans l'organisme sous l'influence de l'éducation et des habitudes ordinaires de la famille. Ainsi, un régime alimentaire bien conditionné, des habitudes paisibles dans lesquelles l'exercice a la moindre part, des émotions légères et passagères qui ébranlent peu le système nerveux, sont les causes qui développent cette forme de tempérament mixte; il est particulier à un grand nombre de familles et surtout aux femmes, chez lesquelles toutes les causes qui le favorisent agissent simultanément. Les personnes de ce tempérament arrivent facilement à l'embonpoint; elles ont le teint fleuri et les traits peu saillants. Elles tiennent à la fois des trois formes de tempérament simple qui composent le leur, par leurs goûts et par leurs habitudes.

3° *Tempérament bilieux-sanguin.*

61. Lorsque le tempérament bilieux est modifié par le tempérament sanguin, il en résulte une forme de tempérament mixte très-avantageux. Les hommes qui en sont doués sont en général très-capables dans les sciences et dans les arts, qui exigent à la fois de l'activité et de la persévérance. Ils sont forts, courageux et résistants. Ils sont doués d'une grande énergie morale. Leur

caractère tient à la fois de celui du sanguin et du bilieux, et, de plus, comme le nerveux y est toujours associé, leurs passions sont moins fortes que chez le bilieux; mais aussi plus constantes que chez le sanguin. Leurs traits sont fortement exprimés et présentent une teinte à la fois sanguine et bilieuse.

4° Tempérament bilieux-nerveux.

62. Les deux formes de tempérament nerveux se rencontrent toujours, à des degrés différents, avec le tempérament bilieux. Lorsque c'est le *nerveux encéphalique* qui prédomine, il en résulte une combinaison qui forme des hommes très-élevés par leur intelligence. Ces hommes doués d'une grande énergie morale, dirigée par une raison forte, sont en général capables d'atteindre les hautes conceptions du génie, et leur capacité les place naturellement à la tête des affaires. Ils sont hardis, courageux et surtout très-persévérants. Constamment occupés d'affaires sérieuses, ils n'ont point d'attrait pour les frivolités. Ils n'ont qu'un but, et pour y arriver, leur esprit est sans cesse en activité. En un mot, ce sont des *penseurs*. Chez ces hommes, la raison, presque toujours supérieure à l'instinct, domine les passions.

C'est sous cette forme de tempérament mixte qu'on rencontre presque tous les grands hommes. Leur physionomie présente un cachet particulier auquel on reconnaît toujours un penseur profond et un homme de génie.

Lorsqu'au bilieux se joint le *nerveux sympathique*, et ceci arrive presque toujours, mais dans des proportions variables chez chaque sujet, les passions surgissent et suivent la direction qui leur a été imprimée par l'éducation. Aussi l'homme bilieux est-il presque toujours un homme passionné. C'est sous cette forme de tempérament mixte, lorsqu'elle est portée à l'excès, qu'on rencontre les hommes capables de faire beaucoup de bien, comme beaucoup de mal; ces hommes remuent les masses, lorsqu'il se rencontre chez eux une grande intelligence mue par des sentiments nobles ou par une grande perversion. Les actions héroïques, comme les grands crimes, dérivent de cette forme de tempérament.

La persévérance et la ténacité pour atteindre un but tracé est le fond de leur caractère : c'est pourquoi l'homme vindicatif présente presque toujours cette forme de tempérament, et à moins que la raison, guidée par des sentiments religieux, ne l'arrête, la vengeance le conduit souvent au crime.

5° *Tempérament mélancolique.*

63. Cette forme de tempérament mixte, assez commune de nos jours, est produite par l'union du bilieux avec le nerveux sympathique; ce qui le caractérise, c'est l'exagération de ce dernier porté à l'excès au point qu'il domine exclusivement toute l'économie. Il se rencontre principalement dans les grandes villes, surtout chez les hommes tourmentés par l'ambition des honneurs et des richesses, lorsqu'ils ne peuvent parvenir à leur but; ainsi, plus l'homme est livré aux affaires, plus ses rapports sociaux sont étendus, plus il est dépendant, plus aussi il arrive facilement à cette forme de tempérament. Aussi n'est-il jamais complétement transmis par voie d'hérédité, on remarque seulement quelquefois dans l'adolescence une prédisposition.

Il commence ordinairement à se développer dans la jeunesse par l'effet des causes morales que nous avons signalées à l'occasion de la puberté (73). Ce sont les froissements et les déceptions de tout genre que l'homme éprouve dans la carrière qu'il a embrassée qui développent cette forme de tempérament. Ainsi, sous l'influence des impressions morales, agréables ou pénibles, qui, chaque jour, retentissent dans le centre nerveux sympathique, ce centre devient bientôt excessivement impressionnable; il en résulte des réactions vives vers le cerveau qui provoquent des manifestations le plus souvent exagérées de peine ou de plaisir, qui sont loin d'être en rapport avec les causes qui les font naître : ce qui caractérise le tempérament mélancolique.

Cet état devenu habituel chez certains sujets constitue une manière d'être qui est leur état normal, et lorsqu'elle est portée à l'excès, il en résulte que pour eux vivre, sentir et souffrir sont des choses inséparables; de telle sorte qu'il devient plutôt une maladie de l'organisation qu'une forme de tempérament. Voilà pourquoi les individus mélancoliques sont presque constamment dans deux états opposés : tantôt ils sont sous le poids d'une concentration profonde mêlée de tristesse et d'inquiétude et ils ne sortent de cet état que pour se livrer aux exagérations d'une gaieté folle. Ces deux états ne s'expliquent par aucun motif et ils se produisent par l'effet des causes les plus légères. Jamais ils ne sont dans les bornes de la raison. Ils s'emportent avec une violence extrême pour des choses légères et rarement ils reviennent de leurs erreurs ou de leurs préjugés.

On reconnaît le mélancolique à son teint jaune et plombé, à ses traits creux et amaigris, à ses yeux noirs et enfoncés, cachés sous un épais sourcil. Il parle peu, et fuit la société de ses semblables; mais lorsqu'il est mû par l'influence d'une grande passion, alors ses traits s'animent, sa parole se développe, sa voix est douce

et insinuante; il parle au cœur de ceux qui l'écoutent
et il entraîne leur volonté. Lorsqu'il est, au contraire,
agité par les passions haineuses, il devient tout autre;
son œil s'enflamme, sa parole est brève, stridente et
saccadée; il foudroie son adversaire par ses gestes et
par son regard, il devient terrible. Dans son état de
calme habituel, son visage présente presque toujours
l'expression d'une profonde tristesse.

Les individus mélancoliques sont presque toujours
tourmentés d'accidents du côté des organes digestifs,
dont les fonctions sont souvent dérangées; et lorsque
les causes qui les développent sont portées à l'excès,
elles produisent des affections nerveuses graves, qui ont
leur siége dans le centre nerveux ganglionnaire et leur
point de départ dans les organes qui reçoivent leurs
nerfs de ce centre. Nous verrons dans l'autre partie de
cet ouvrage que ce tempérament donne naissance à une
maladie terrible, qui commence à l'hypocondrie et qui
se termine souvent par le suicide et même qui conduit
assez souvent l'homme à l'homicide.

6° *Tempérament tempéré.*

64. Sous ce nom nous désignons, avec quelques auteurs, un tempérament mixte, composé de la réunion
des tempéraments simples que nous avons décrits. Ainsi,
il est formé à la fois du sanguin, du nerveux encéphalique et sympathique, du bilieux et même du lymphatique, dans des proportions égales, de telle sorte qu'ils
s'influencent réciproquement sans prédominance d'aucun d'eux. Ils sont tempérés les uns par les autres, selon l'heureuse expression des anciens.

Cette forme de tempérament est celle qui réunit les
conditions d'une organisation supérieure et d'une très-

forte constitution ; mais, nous devons le dire, elle est fort rare, car elle ne peut se développer qu'au milieu de conditions hygiéniques qu'il est fort difficile de réunir. Aussi il ne se rencontre que dans certaines familles qui ont su se préserver des écarts qui favorisent certaines formes de tempérament à l'exclusion des autres.

Il produit en général des hommes capables d'entreprendre et d'accomplir de grandes choses, des hommes forts par la pensée et par la volonté, dignes en tout point d'enseigner et même de gouverner les autres hommes. C'est à ce tempérament mixte qu'on doit la plupart des hommes de génie et d'action qui commandent à la multitude le respect et l'amour par la beauté de leurs œuvres, et par la grandeur de leurs actions.

QUATRIÈME ÉPOQUE DE LA VIE.

AGE VIRIL.

L'âge viril commence à vingt-cinq ans environ et finit à quarante-cinq ou cinquante ans.

C'est l'âge de consistance et de force. L'homme arrivé à cette période de la vie jouit en général de la plénitude de ses facultés et de ses forces physiques. Il est apte à se reproduire et à exercer ses droits d'homme et de citoyen. Il acquiert et perfectionne. La puissance de son génie lui fait souvent surmonter toutes les difficultés et vaincre tous les obstacles. Les nobles facultés de son âme ont alors acquis tout leur développement. Son tempérament et sa constitution sont formés ; il ne manque plus rien à l'homme qui a atteint vingt-cinq ou trente ans. Il peut alors jouir de la vie civile et de la famille; il peut former un anneau, un chaînon de la grande famille humaine. C'est alors seulement qu'il peut dire qu'il est membre de la société.

Dans l'âge viril l'homme est soumis à l'action de toutes les causes morales et physiques qui peuvent déranger l'harmonie de ses fonctions organiques, c'est aussi pendant cette période de sa vie qu'il présente le plus de force de résistance à l'action de ces causes. Nous allons les passer en revue et étudier l'influence qu'elles exercent sur sa santé, et lui indiquer en même temps les moyens de neutraliser cette influence. Tel est l'objet de l'*hygiène de l'âge viril.*

L'hygiène de cet âge se divise donc naturellement en deux parties, d'après la nature même des causes qui peuvent déranger la santé, causes morales et causes anti-hygiéniques.

PREMIÈRE DIVISION.

CAUSES MORALES.

Nous entendons par causes morales toutes celles qui se rattachent au sens moral (31). Pour étudier convenablement l'action de ces causes, nous allons, d'après l'ordre que nous avons établi, étudier, d'une part, l'influence du sens moral droit sur l'entretien de la santé, et de l'autre les désordres qui résultent de la perversion du sens moral ou des passions par rapport à la santé.

PREMIÈRE SECTION.

INFLUENCE DU SENS MORAL DROIT.

65. L'homme qui, parvenu au complément de son organisation, tient à conserver sa santé et à accroître son bien-être, doit, lorsqu'il y est appelé, former un LIEN DE FAMILLE. Car nous ne pouvons trop le répéter, la famille, c'est le but de la création; c'est là que Dieu a placé pour l'homme les plus puissants éléments de sa santé et de son bien-être; mais dans la famille sa santé repose sur les sentiments naturels, qui en sont le fondement, et sur l'accomplissement des devoirs qu'elle impose.

Les SENTIMENTS NATURELS sur lesquels repose le *lien de famille* sont, nous l'avons déjà dit : l'AMOUR PATERNEL, l'AMOUR CONJUGAL et l'AMOUR FILIAL. Ces sentiments émanent de Dieu, et ils se rapportent à lui. Et tout homme qui n'a pas perverti sa nature par les écarts de l'imagination et des passions les possède intimement. Ils ont leur source dans le sens moral, et ils procèdent du premier sentiment affectif (32) qui, chez le jeune enfant, développe l'amour filial. Le second apparaît dans la jeunesse, et ce n'est que vers l'époque de l'âge viril que se manifeste l'amour paternel et maternel.

La famille impose à l'homme des devoirs; il n'entre pas dans notre plan d'indiquer la nature de ces devoirs, notre but est seulement de démontrer leur influence sur sa santé et sur son bien-être physique et moral.

L'homme qui n'a pas perverti les sentiments naturels sur lesquels repose la famille comprend parfaitement les obligations qu'elles lui impose, et il trouve dans leur accomplissement une satisfaction morale qui

exerce une grande influence sur sa santé. Car *ce senti-*
ment d'amour, qui émane du sens moral, *est expansif,*
et il procure à l'homme un *bien-être indéfinissable.* Il
développe singulièrement la force vitale, et il entretient par suite les grandes fonctions sur lesquelles repose la vie. Il entretient l'harmonie entre toutes les
fonctions sur lesquelles repose la santé, et sous sa
douce influence l'homme coule des jours longs et
paisibles.

Ce sentiment de bien-être indéfinissable, qui résulte
de l'*amour moral,* se retrouve dans tous les âges comme
un bienfait providentiel qui soutient l'homme dans
toutes les phases de sa vie : ainsi voyez ce jeune enfant, combien il est heureux de recevoir les caresses
de sa mère, et cette bonne mère elle-même, combien
elle éprouve de bonheur dans les amitiés qu'elle reçoit de cette innocente créature! Nous avons vu combien est grande l'influence que la première manifestation
des affections sympathiques exerce sur le développement physique, moral et intellectuel des jeunes gens.
Enfin quel est l'homme qui, dans le cours de sa vie,
n'a pas éprouvé la douce influence des consolations
que Dieu a placées pour lui dans le sein de la famille,
lorsque le lien qui l'unit à sa femme et à ses enfants
est basé sur la réciprocité des sentiments affectifs?

66. Mais l'homme, placé comme chef de la famille,
doit, s'il a bien compris la nature des *obligations* qu'elle
lui impose, *se procurer par son travail,* à lui-même et
aux siens, les choses nécessaires à la vie, d'après la
position qu'il occupe.

Le travail est donc une conséquence naturelle des
obligations de la famille, et il est pour l'homme une
nécessité.

Dieu lui en a fait une loi dès l'origine du monde;

mais pour qu'il devienne un élément de sa santé et de son bien-être, il doit être soumis à certaines conditions sans lesquelles il devient inutile, et même souvent nuisible à l'homme. Ainsi il faut : 1° qu'il ne dépasse pas les limites de ses forces; 2° qu'il soit soutenu par une nourriture suffisante à leur réparation; 3° que le salaire qui en provient soit employé à procurer à sa famille et à lui-même les choses nécessaires à la vie; 4° enfin qu'il soit suivi d'un repos devenu nécessaire pour réparer l'épuisement qui résulte d'un travail de plusieurs jours.

Trois de ces conditions reposent sur les lois qui régissent notre organisation : ainsi, l'homme ne possède qu'une certaine somme de forces; il les dépense par le travail et il les répare par le repos. Il est facile de comprendre que s'il dépense plus de forces qu'il n'en répare, il tombe dans l'épuisement et il abrége ses jours. C'est ainsi qu'un travail continu, c'est-à-dire renouvelé tous les jours sans interruption, est contraire aux lois de la vie, il fatigue à la longue, et épuise lentement les forces. L'homme éprouve donc naturellement le besoin de prendre chaque semaine un jour de repos, et il ne peut se soustraire à cette loi générale sans s'exposer aux maladies qui résultent d'un travail trop prolongé.

Dieu en faisant à l'homme une *loi du travail* lui a aussi fait une *loi du repos,* et le précepte divin qui a consacré un jour par semaine au repos du corps est donc essentiellement utile à la santé de l'homme, et tout à fait conforme à la nature des besoins qui résultent de son organisation. Il est d'ailleurs aussi ancien que le monde. Dans tous les temps l'homme en a éprouvé la nécessité, et il en a toujours reconnu l'heureuse influence sur sa santé.

L'oubli ou la transgression des principes de la loi naturelle que nous venons d'indiquer est, pour l'homme parvenu à l'âge viril, la cause productrice la plus puissante des maladies qui viennent l'accabler dans cet âge, ainsi que dans l'âge de retour. Elle est la source principale qui empoisonne si souvent son existence, et qui l'abreuve de dégoûts. Enfin elle est souvent la cause qui abrége d'un grand nombre d'années la durée de sa vie.

Dans la seconde partie de notre travail, nous étudierons les maladies qui proviennent de cette source, et nous mettrons nos lecteurs à portée de comprendre toute l'importance des préceptes moraux fondés sur les lois qui régissent notre organisation.

Nous allons actuellement jeter un coup d'œil rapide sur les funestes effets des passions humaines par rapport à la vie et à la santé.

DEUXIÈME SECTION.

INFLUENCE DU SENS MORAL PERVERTI OU DES PASSIONS.

Nous avons vu que toutes les passions résultent de la perversion des sentiments naturels, et qu'elles ont pour point de départ le *principe égoïste* (33). Pour simplifier leur étude et abréger notre travail, nous ne nous occuperons que des principales, de celles surtout qui exercent sur la santé leur funeste influence. Nous allons emprunter à l'excellent traité de la *Médecine des passions* la plupart des documents que nous allons mettre sous les yeux de nos lecteurs, et nous recommandons à ceux qui voudraient approfondir la question morale des passions de lire l'ouvrage publié par M. le docteur Descuret.

1° *Amour malheureux.*

67. C'est ordinairement dans la jeunesse, vers l'âge de dix-huit à vingt ans, que se manifeste ce sentiment *sympathique d'amour* qu'éprouvent l'un pour l'autre les jeunes gens des deux sexes. Il rentre dans l'ordre de la création, et il ne s'observe que chez ceux qui ont conservé un sens moral droit et des mœurs pures.

Lorsqu'il n'est pas dirigé convenablement, il prend alors presque toujours les caractères d'une passion qui peut avoir pour eux les plus funestes conséquences.

Il est en effet fort rare que ces premières inclinations soient suivies de l'heureux résultat qu'ils se promettent ou qu'ils espèrent ; elles sont, au contraire, presque toujours suivies de déceptions d'autant plus accablantes, qu'ils s'y étaient moins attendus ; c'est alors qu'on observe les funestes conséquences de l'*amour malheureux.* Car lorsqu'on a laissé se développer chez eux d'une manière insolite ce sentiment de la nature, s'ils viennent à rencontrer des obstacles invincibles, c'est alors qu'il porte une atteinte profonde à la vie et à la santé, comme aussi aux facultés de l'intelligence.

Chez les uns il produit la fièvre lente ou la consomption et la phthisie pulmonaire ; chez les autres il développe des maladies nerveuses et en particulier l'hystérie, l'hypocondrie et la mélancolie, qui peuvent être portées jusqu'au suicide. Enfin on voit quelquefois la réaction violente qui résulte d'une concentration morale profonde porter le désordre dans les facultés de l'intelligence, et produire la folie, et par suite la démence. Elle peut même pousser au crime le malheureux dont la raison est égarée par la passion.

On conçoit qu'il est plus facile de prévenir le développement de ces inclinations que de les combattre lorsqu'elles ont poussé de fortes racines : aussi les parents doivent-ils veiller avec un soin particulier sur les rapports que les jeunes gens des deux sexes peuvent avoir entre eux. Ils doivent surtout s'attacher à gagner leur confiance, pour leur aider à surmonter ces premières impulsions d'un instinct naissant, ou pour les diriger lorsqu'elles sont conformes à la raison et favorisées par les circonstances (50).

Mais lorsqu'on n'a pas su les prévenir, lorsqu'on a laissé la passion se développer dans l'ombre, et surtout lorsqu'elle est réciproque, oh! alors, il n'y a plus d'autre remède que d'accorder un *consentement*, quelles qu'en puissent être les conséquences, car c'est pour eux une *question de vie ou de mort*, et nous pensons qu'il est peu de parents assez barbares pour ravir par cette cause la vie à ceux auxquels ils l'ont donnée.

Cependant on peut essayer d'opérer une puissante diversion morale soit par la distraction que procure une société choisie, par la musique ou le dessin, soit par les plaisirs de la chasse, par la culture des fleurs, par les travaux agricoles ou par l'étude des sciences agréables et par la lecture, soit enfin, s'il se peut, par les voyages; mais il faut un pilote habile pour sauver les jeunes gens de ce pas dangereux.

Lorsque ces moyens ne réussissent pas, si la nostalgie (*maladie du pays*) se déclare, si l'éloignement fortifie la passion au lieu de l'éteindre, et si surtout on observe les premiers symptômes de la consomption ou de la phthisie, il faut se hâter de ranimer le flambeau de la vie, par l'espérance d'abord, puis par des entrevues ménagées avec soin, et enfin par une union qui seule peut opérer la guérison.

Lorsque le mariage est absolument impossible par

des circonstances majeures, soit par la mort ou par la maladie, soit même par l'inconstance naturelle au cœur humain, il n'y a de *consolation* et de salut pour le malheureux qui souffre que *dans la religion;* car, en reportant vers *Dieu* toute l'*affection* dont son âme est remplie, il *éprouvera* encore dans toute sa plénitude le *bonheur d'aimer*.

2° *Le libertinage.*

68. Cette passion consiste dans l'*amour exagéré du plaisir*. Elle est le résultat de la *perversion des sentiments de la* FAMILLE et de l'oubli des devoirs qu'elle impose.

Elle devient pour ceux qui s'y abandonnent une *passion animale* qui ne connaît pas de frein, et, comme nous l'avons dit (48), ni les maladies ni la misère ne sont capables de les arrêter. Nous avons vu les funestes conséquences de cette passion dégradante chez les jeunes gens à l'occasion des dangers de la puberté. Il s'agit ici d'étudier les funestes effets du libertinage chez l'homme arrivé à l'âge viril, mais nous ne nous étendrons pas sur un sujet aussi délicat, car il touche de trop près à l'immoralité pour être traité à fond dans un ouvrage destiné à rappeler à l'homme sa dignité, ses devoirs, sa destinée.

Les *excès de libertinage* sont la *source* la plus ordinaire des *maladies* qui viennent accabler l'homme et la femme dans l'âge viril et dans l'âge de retour. Nous ne ferons ici que les signaler, car plusieurs de ces maladies doivent être traitées séparément. Ainsi, nous avons comme conséquence : d'une part, l'épuisement, et par suite la *consomption* et la *phthisie;* de l'autre, la *syphilis* et toutes ses suites, les lésions du cœur, l'apoplexie; chez l'homme, l'impuissance; chez la femme, la stérilité et les maladies de l'utérus.

D'un autre côté, le libertinage exerce sur les facultés de l'intelligence une pernicieuse influence, et après avoir conduit l'homme à la dégradation physique et à l'abjection morale, il n'est pas rare de lui voir produire la *folie*, la *démence* et même l'*idiotisme*. On le voit encore assez souvent conduire l'homme qui s'y est abandonné sans frein à la satiété, au dégoût de la vie, et par suite au *suicide*. Enfin, combien de *crimes* ont été dans tous les temps les tristes résultats des effets du libertinage! Il n'est pas de passions violentes et destructives auxquelles il ne puisse s'associer; ainsi, le mensonge, la ruse, le vol, les attentats à la vie et à la pudeur ne sont-ils pas les compagnons inséparables du libertinage? Et toutes ces passions subversives s'alimentent l'une par l'autre.

Enfin, les maux qu'il fait à la société sont incalculables et souvent irréparables. En effet, combien d'enfants naturels qui, la plupart, n'ont reçu en partage avec la vie qu'une profonde perversion, et qui, après avoir été une charge considérable pour l'État, viennent plus tard perpétuer au sein même de la société une immense dépravation qui en mine sourdement les fondements! Un relevé statistique que nous avons sous les yeux porte le nombre des enfants naturels, pendant l'année 1836, à 70,000, et pour une période de vingt-quatre ans, 1,666,000 (*Descuret*).

Le libertinage a sa source dans les excès d'une civilisation qui dégénère en corruption. Les lois répressives n'atteignent pas le mal, mais quelques effets de ce mal dangereux; car elles ne punissent le libertinage que lorsqu'il outrage la morale publique, ainsi que les crimes qui en résultent. Quel sera donc le *moyen assez puissant* pour relever l'homme de la profonde abjection dans laquelle il s'est laissé entraîner par la fougue de cette passion? La *religion*; car *seule* elle peut *donner à l'homme la force de surmonter ses penchants vicieux* et ramener à son but naturel son instinct perverti.

3° *La colère.*

69. La colère est un mouvement spontané de l'âme qui nous porte à repousser avec violence ce qui nous déplaît. Elle présente des degrés différents depuis le simple mouvement d'impatience jusqu'à la *fureur*, qui en est le *summum*. Lorsqu'elle est portée à ce degré, l'homme a perdu sa raison; car on le voit souvent tourner contre lui-même la fureur dirigée contre son adversaire, lorsqu'il ne peut l'atteindre.

On conçoit que, lorsque cette *passion* est ainsi *poussée à l'excès*, elle est excessivement *dangereuse dans ses conséquences.* Cependant, quoiqu'elle n'aille pas jusqu'à la fureur, elle devient également funeste à ceux qui s'y abandonnent souvent, car l'habitude de se laisser aller à ce funeste penchant détruit l'harmonie des fonctions et dérange la santé.

Les causes qui établissent l'habitude de la violence et des emportements sont : le tempérament nerveux, surtout s'il est uni au bilieux, et en ce cas elle peut être héréditaire; les climats chauds, une éducation vicieuse et mal dirigée, le mauvais exemple, l'égoïsme et toutes les passions qui en dérivent, et surtout le défaut de réflexion et de jugement. En outre, l'ivrognerie et les excès de l'intempérance conduisent souvent aux emportements de la colère. Il en est de même des veilles excessives et des privations, telles que la faim et la soif. La maladie elle-même rend quelquefois très-irritables des hommes naturellement très-doux.

Il est une cause qui développe singulièrement ce

funeste penchant chez les enfants pendant la première période de leur vie, c'est la mauvaise habitude de leur accorder tout ce qu'ils demandent avec des cris et des mouvements d'impatience. Une fois que ce moyen leur a réussi, ils continuent instinctivement à l'employer. C'est ainsi que s'établit, par la faute des parents, cette habitude vicieuse, qui, plus tard, sera la cause de grands malheurs.

Les effets de la colère diffèrent suivant son degré d'intensité et le tempérament des individus qui s'y abandonnent. Ainsi, la *colère chez les hommes sanguins* fait porter avec violence le sang à la tête. Pendant l'accès, le visage devient pourpre et même violacé; la réaction qu'elle détermine est subite et énergique ; elle développe prodigieusement les forces ; mais aussitôt qu'elle s'est exhalée en paroles et en injures, ou qu'elle a exercé ses violences, elle est satisfaite, et elle ne laisse le plus souvent après elle aucune trace de ressentiment.

Chez l'*homme bilieux* et surtout chez le *mélancolique*, elle produit des effets bien autrement redoutables, car sous l'influence de la colère, le sang est refoulé vers les viscères, et il devient tout à coup pâle, ses yeux sont fixes, et il est agité de mouvements convulsifs qui dénotent une profonde concentration. Il ne peut ni remuer ni prononcer une parole, mais son immobilité et son silence sont bien plus à redouter que l'agitation, les cris et la violence des sanguins, car lorsque la passion n'a pas réagi, elle engendre la haine et développe la vengeance, passions terribles qui conduisent souvent au crime le malheureux qui n'a pas su maîtriser ses mouvements.

Nous allons énumérer rapidement les funestes effets de la colère chez l'homme qui s'y laisse entraîner.

Du côté du *cerveau* et du système nerveux, elle produit l'*épilepsie*, les *convulsions*, l'*apoplexie* et la *paralysie*. On a vu le *délire aigu* et la manie furieuse produire l'inflammation des méninges (*fièvre cérébrale*) et occasionner rapidement la mort, ou bien la *folie* permanente être le résultat des emportements de la colère. Du côté du *cœur* ou des *poumons*, elle peut produire des congestions sanguines violentes, ou bien la rupture d'un anévrisme, *d'où résulte la mort subite*.

En général, elle produit toujours une perturbation profonde dans les fonctions des organes essentiels à la vie; elle dérange beaucoup la santé, et elle s'oppose à son rétablissement lorsqu'elle est dérangée; dans ce dernier cas, les maladies passent à l'état chronique (ancien), et elle prépare la voie aux lésions organiques, qui sont la conséquence des maladies anciennes; c'est ainsi qu'elle dérange les fonctions de l'*estomac* et qu'elle produit l'*ictère* (*jaunisse*), et par suite les *lésions cancéreuses*.

Nous avons dit que l'homme qui s'abandonne aux transports de la fureur tourne quelquefois contre lui-même la violence qui l'entraîne lorsqu'il ne peut atteindre son adversaire. Nous avons été témoin d'un fait de ce genre. En 1836, deux jeunes gens passaient sur le pont de la Tournelle, à Paris, lorsque l'un deux fut pris tout à coup d'un accès de fureur contre son camarade. Il le saisit par le corps pour le précipiter dans la Seine. Ce dernier eut le temps de saisir la tige du réverbère et s'y cramponna si fortement que l'autre, quelque effort qu'il fît, ne put parvenir à lui faire lâcher prise. C'était le soir, à la nuit; les personnes qui se trouvaient près de là se hâtèrent d'aller délivrer le malheureux dont la vie était en danger; mais l'agresseur, voyant qu'il ne pouvait assouvir sa vengeance, tourne contre lui-même sa fureur; il lâche son adversaire et se précipite à l'instant même dans la Seine. Le lendemain, son cadavre était gisant sur les dalles de la Morgue.

On ne saurait croire tous les crimes qui se commettent sous l'impulsion des mouvements concentrés de la colère; comme ils se rapportent pour la plupart à la haine et à la vengeance, nous mettrons nos lecteurs au courant des documents statistiques qui s'y rapportent à l'occasion de ces deux passions.

Moyens préventifs. — C'est surtout dans l'enfance qu'il faut combattre les germes de cette passion, comme ceux de toutes les autres; car il en est de la médecine morale des passions comme de la médecine qui se rapporte aux maladies, *il est plus facile de prévenir le développement des passions que de les combattre lorsqu'elles se sont fortement enracinées.* C'est donc pour ainsi dire dès le berceau qu'il faut combattre le germe de ce penchant; ainsi, 1° il ne faut jamais rien leur accorder de ce qu'ils demandent avec impatience et avec bouderie; 2° il faut les reprendre avec douceur lorsqu'ils se livrent à des emportements et attendre, pour les raisonner ou pour les punir, qu'ils soient rentrés dans le calme; 3° il faut les exercer graduellement à des jeux ou à de petits travaux qui demandent beaucoup d'adresse, de temps et de tranquillité.

Dans la jeunesse et dans l'âge adulte, l'*homme* qui veut éviter les dangereux effets de la colère doit s'appliquer à *fortifier sa raison* et à développer les nobles facultés de son âme. Ainsi, il doit s'habituer à *supporter l'injustice* et même l'*injure*, et il *doit* même aussi *savoir les pardonner*, c'est le moyen unique de remporter une victoire complète sur lui-même. La RELIGION qui nous enseigne non-seulement à pardonner, mais encore à AIMER NOS ENNEMIS, c'est-à-dire à faire du bien à ceux qui nous font du mal, n'est-elle pas le SEUL LIEN *qui peut réunir les hommes et les rendre heureux?* Lycurgue, qui ne la connaissait pas, n'en avait pas moins les nobles sentiments, car l'histoire nous apprend qu'il se vengea du méchant qui lui avait crevé un œil en l'instruisant et en faisant de lui un citoyen vertueux *Le pardon ou l'oubli des injures est la vertu des grandes âmes.*

4° *L'envie et la jalousie.*

70. Ces deux passions, nées l'une et l'autre de l'égoïsme, se confondent assez fréquemment. Cependant l'*envie* se rapporte plutôt au rang, aux honneurs, à la fortune et aux talents des autres, tandis que la *jalousie* tient ordinairement à quelque rivalité d'amitié ou d'amour. On est jaloux de son bien et envieux de celui des autres (*Descuret*).

Elles ont pour compagnes inséparables la MÉDISANCE et la CALOMNIE. L'envieux ne frappe que par derrière et dans l'ombre, et les maux qu'il fait à ceux qu'il atteint sont souvent irréparables. Comme la colère, ces deux passions engendrent la haine, qui traîne à sa suite la vengeance, et lorsque l'homme a le malheur de s'égarer dans cette voie, elles peuvent le conduire au crime.

Leurs effets sur l'organisme sont de produire la concentration des forces vitales, qui refoule le sang vers les viscères profonds : aussi, lorsque cet état est habituel, comme cela arrive chez le bilieux et chez le mélancolique, elles produisent à la longue des lésions organiques du cœur, de l'estomac ou du foie. Les digestions languissent ou se pervertissent; la nutrition s'altère, *une fièvre lente se déclare* et *l'envieux sèche sur pied* selon l'expression d'un ancien.

L'envie et la jalousie conduisent à l'*hypocondrie* et par suite à la *mélancolie* et même à la *folie* : aussi il n'est pas rare de voir ces passions pousser au *suicide* et même à l'*homicide* le malheureux qui en est atteint.

Moyens préventifs. — Les personnes prédisposées à l'envie doivent suivre un *régime tempérant et léger*, et se livrer à une *vie active et très-occupée*. Elles feront tous leurs efforts pour *se contenter de la position dans laquelle Dieu les a placées sans envier celle des autres.* Elles doivent surtout se délivrer des tourments de l'ambition, dont les effets conduisent presque toujours à l'envie.

5° *Haine et vengeance.*

71. D'après ce que nous venons de voir, la haine et la vengeance sont la funeste conséquence des passions que nous venons d'étudier ; elles constituent chez l'homme le *dernier degré de la perversion du sens moral.*

La haine n'est autre qu'une colère concentrée et prolongée ; elle est particulière aux hommes d'un tempérament bilieux et mélancolique. Elle se développe, non pas en raison de la cause qui la fait naître, mais en raison de la susceptibilité individuelle qui dérive du principe égoïste.

On a peine à croire tous les tourments que la vengeance fait subir au malheureux qui s'abandonne à ses fureurs, et, dans cet état déplorable, l'homme livré à cette profonde perversion est capable de commettre les plus grands crimes. Rien ne peut l'arrêter, et *pour assouvir sa vengeance il brave jusqu'à l'échafaud.* On conçoit dès lors la perturbation profonde que produisent dans l'organisme les effets de la vengeance. Aussi exerce t-elle des ravages considérables dans la santé et elle produit des lésions organiques qui marchent avec rapidité sous son influence.

Si cette terrible passion use rapidement la vie de l'homme, elle n'est pas moins funeste pour le corps social. Des relevés statistiques ont prouvé que les cours d'assises ont, en France, à juger chaque année 230 à 240 affaires criminelles qui ont pour causes la colère, la haine, la vengeance.

Moyens préventifs. — A l'occasion de la colère, nous avons indiqué les moyens moraux propres à s'opposer au développement de ces funestes passions, nous dirons ici que le meilleur moyen de prévenir les passions haineuses dans l'enfance, c'est de *n'accorder aucune préférence sensible à l'un d'eux*, car rien ne développe plus facilement le germe de ces passions que les éloges, les caresses et les prédilections. On voit assez souvent des enfants s'étioler et périr en langueur par cette cause, et on a vu même des adolescents donner la mort à leur jeune frère ou sœur par jalousie. On voit par là combien est grande l'erreur de ceux qui développent inconsidérément des mouvements de jalousie chez les jeunes enfants, surtout à l'occasion de la naissance d'un autre enfant, car des paroles déplacées peuvent avoir ici les plus graves conséquences.

6° *L'orgueil et l'ambition.*

72. L'orgueil est un sentiment qui nous porte à nous élever au-dessus des autres en nous exagérant notre mérite personnel. Né de l'*égoïsme*, il se traduit par la présomption, la suffisance, la fierté, le dédain, l'arrogance. Il *engendre* la *vanité* et l'*ambition*. C'est un vice originel attaché à la perversion de notre nature : aussi il se rencontre dans toutes les classes de la société, quelle

que soit la profession que l'homme exerce; on le retrouve chez le mendiant comme chez le grand seigneur.
C'est ce qui a fait dire avec raison que l'orgueil est la
racine de tous les vices.

Cette passion se *fortifie* et se développe surtout par
les *vices d'une mauvaise éducation*. Ainsi, dans le jeune
âge, les louanges déplacées et, plus tard, les flatteries
et les bassesses de l'adulation sont les causes qui développent plus particulièrement l'orgueil; elles conduisent
l'homme qui s'y laisse prendre à l'ambition. Cette passion est particulière aux hommes d'un tempérament bilieux; fille de l'orgueil, elle se développe principalement dans l'âge adulte chez l'homme adonné aux
affaires. Lorsqu'elle est portée à l'excès, elle constitue
une véritable *monomanie;* car l'homme tourmenté par
la soif des honneurs et des richesses n'a qu'une idée
fixe, et cette idée l'obsède sans cesse, il ne pense et il
n'agit que sous son impulsion. C'est à peine, dit M. Descuret, s'il s'aperçoit du renouvellement des saisons; il
prend ses repas à la hâte et d'un air rêveur; son sommeil est court et troublé; on dirait qu'il craint de déro-
ber à sa passion les instants nécessaires pour réparer ses
forces épuisées.

Cette *passion* est de toutes *la plus funeste à l'humanité;* elle engendre les *guerres civiles* et elle est la *cause*
la plus puissante *de la ruine des nations*.

Elle exerce aussi des ravages considérables sur la
santé de l'homme qui s'y abandonne, car elle trouble
profondément l'organisme; elle produit à la longue des
lésions de l'estomac, du cœur ou du foie, incompatibles avec la vie. Les déceptions qui atteignent presque
toujours les ambitieux, et les revers de fortune, qui
les frappent comme un coup de foudre, les jettent ordinairement dans la folie connue sous le nom de *mono-*

manie ambitieuse. Il suffit de visiter les maisons d'aliénés pour acquérir la preuve de ce fait. On y voit une foule de malheureux qui se croient généraux, ministres, souverains, pape et même Dieu.

Parlerons-nous enfin de tous les crimes et de tous les forfaits dont l'ambition est la cause? Le nombre des affaires criminelles qui proviennent de cette source s'élève, année commune, en France, à 150, et l'histoire nous apprend que la plupart des ambitieux célèbres ont, dans tous les temps, succombé à une mort tragique (*voir le tableau dressé à ce sujet par M. Descuret*).

Moyens préventifs. — Pour prévenir les funestes conséquences de l'ambition, il faut avant tout *combattre l'orgueil naissant*, et cela dès l'enfance; car quoique ce penchant soit inhérent à notre nature, il se développe et se fortifie singulièrement par l'effet d'une éducation vicieuse. C'est ainsi que, dès que l'intelligence des enfants apparaît, on commence par leur donner des louanges, on leur apprend à s'estimer et à se croire supérieurs aux autres, et on développe inconsidérément un penchant vicieux naturel à l'homme qui fera plus tard, en prenant les caractères de l'ambition, le tourment et le malheur de leur vie.

On devrait, au contraire, ne jamais parler devant eux de leur petit mérite, ni de leur beauté, ni de leur grâce, ni même de leurs vêtements, et loin de fausser leur jugement, il faudrait *leur donner des goûts simples* et surtout *leur inspirer de la modestie*. On conçoit qu'il faut soi-même commencer par leur prêcher d'exemple.

Plus tard pour combattre ce penchant vicieux, si déjà l'orgueil est développé, *la raison humaine est impuissante*. Car qu'est-ce que la *philosophie* sans les principes religieux, n'est-elle pas souvent elle-même *l'orgueil de la raison?* C'est donc seulement dans la *religion* que l'homme raisonnable peut trouver les *moyens de s'arrêter* sur la pente qui *l'entraîne vers l'abîme* sans fond *creusé par l'ambition;* car non-seulement elle nous recommande la *modestie,* mais elle nous fait *un devoir de l'humilité,* qui est la vertu opposée à l'orgueil.

7° *L'avarice.*

73. L'avarice est un désir immodéré de posséder des richesses, joint à une crainte excessive de les perdre. Cette passion est une *monomanie,* une véritable *folie.* Car l'homme qui en est atteint n'a qu'une idée fixe, celle de grossir son trésor; il n'éprouve qu'une jouissance, celle de le posséder, et qu'une crainte, celle de le perdre. Elle est particulière à la vieillesse; elle est aussi quelquefois héréditaire dans certaines familles (*Descuret*). On l'observe aussi dans toutes les positions sociales.

Ceux qui sont dominés par l'avarice sont les plus malheureux des hommes, car ils se privent de leurs premières nécessités et ils se laissent souffrir près de leur trésor. Laissons le docteur Descuret s'exprimer sur les effets de cette funeste passion :

« De tous les vices qui dégradent le cœur de l'homme
» l'avarice est, sans contredit, le plus misérable et le
» plus odieux ; les autres passions peuvent du moins
» se rencontrer avec quelques vertus, ou être relevées
» par quelques bonnes qualités; l'avarice détruit toutes
» les vertus, ternit toutes les qualités et peut enfanter
» tous les crimes. En effet, l'usure, l'inhumanité, l'in-
» gratitude, le parjure, le vol, le meurtre ne sont que
» trop souvent les fruits de ce vice monstrueux. En-
» nemi de Dieu et de la société, l'avare, par un juste
» retour, est lui-même son propre bourreau. Les priva-

» tions qu'il s'impose, les craintes continuelles aux-
» quelles son esprit est en proie, les visions de son
» imagination malade lui font éprouver de cruelles et
» fréquentes insomnies qui bientôt amènent la pâleur
» de la face, l'amaigrissement des traits, et plus tard
» l'affaissement général du corps. »

On voit presque toujours cette passion se terminer
par l'*hypocondrie,* mais il est assez rare que l'avare
termine sa vie par un suicide, à moins qu'il ne vienne
à perdre l'objet de sa passion.

Moyens de la prévenir. — Nous avons dit que l'avarice est quelquefois héréditaire dans certaines familles,
elle est souvent alors le *fruit d'une mauvaise éducation.*
Que font, en effet, certains parents? Dans le but d'inspirer à leurs enfants des principes d'économie, ils font
naître et germer dans leur cœur la plus dégradante des
passions : ainsi, on donne à un enfant quelques pièces
de monnaie et on lui recommande de les conserver bien
soigneusement; souvent même les parents se chargent
de ce soin. Au bout de quelque temps on en ajoute
quelques-unes et on fait croire à l'enfant que les premières se sont multipliées, et qu'en n'y touchant pas,
il verra ainsi grossir son petit trésor. La chose lui plaît
et il aime à opérer lui-même cette multiplication. Aussi
il se garde bien d'y toucher ni d'en dépenser. Il éprouve
même déjà un plaisir très-vif à regarder son pécule et
il le visite souvent. C'est ainsi qu'on *forme un avare.*
Voilà comme *on fausse le jugement* des enfants, et comme
on pervertit cette précieuse faculté de l'âme, qui doit être
plus tard la règle de toutes nos actions.

Au lieu de développer cet amour de l'argent chez le
jeune enfant; *il faudrait,* au contraire, l'*habituer* de
bonne heure *à la bienfaisance.* Il faudrait dilater son
âme à la vue des souffrances des malheureux et lui

donner les moyens de les soulager. *Quelques centimes par semaine pour l'ouvrier, quelques décimes pour les personnes plus aisées,* suffisent pour obtenir ce précieux avantage et pour développer dans la suite le germe de toutes les vertus sur lesquelles reposent la famille et la société. Ainsi, *le précepte de l'*AUMÔNE, qui *émane de la religion,* est essentiellement opposé à l'avarice; il est donc l'*antidote* par excellence de *cette détestable passion.*

8° *La paresse.*

74. La paresse consiste dans un amour excessif du repos. Elle diffère de la fainéantise, qui consiste, non pas à rester dans l'inaction, mais dans une aversion prononcée pour le travail. Le paresseux craint la peine et la fatigue; le fainéant aime à être désœuvré, il hait le travail (*Descuret*).

Naturelle à l'enfance, cette passion s'entretient et se fortifie par l'habitude. Elle tient à la jouissance intime de se sentir exister doucement et sans effort. Le tempérament lymphatique y prédispose singulièrement, et les sujets faibles et débiles y sont naturellement enclins; le grand froid comme les grandes chaleurs rendent facilement l'homme paresseux. Parmi les causes nombreuses qui, dans nos climats, engendrent la paresse, nous signalerons les habitudes vicieuses de la débauche, de l'onanisme et de l'oisiveté; on peut dire que ces passions, jointes à l'ivrognerie et à la passion du jeu, ont la paresse pour compagne inséparable, et l'homme adonné à tous ces vices est à la fois un fainéant et un paresseux. C'est ce qui a fait dire avec raison que *la paresse est la mère de tous les vices.*

Le paresseux est en général un homme égoïste et nul, à charge à lui-même et inutile aux autres; il est même presque toujours insupportable. Il remet toujours au lendemain ce qu'il doit faire : aussi il n'arrive jamais à rien, sinon à la misère et à la ruine de sa santé.

En effet, la paresse et sa sœur la fainéantise conduisent l'homme aux maladies qui résultent de l'engorgement des viscères, à l'*obésité*, à la *pléthore* et par suite à l'*apoplexie* et à la *paralysie*.

D'une autre part, nous avons vu la paresse engendrer tous les vices et conduire l'homme à la dégradation et à l'abjection morale ; car lorsque le paresseux est arrivé à la *misère*, il se trouve alors en contact avec des hommes profondément pervertis, et il ne tarde pas à suivre leur exemple et à commettre le *crime*. Enfin, elle est avec l'ivrognerie la *cause* productrice la plus puissante du *paupérisme*.

Moyens préventifs. — Nous avons vu que l'oisiveté est naturelle à l'enfance, parce que dans cet âge toutes les forces de la vie se concentrent vers la nutrition des organes pour opérer leur accroissement. Cependant, pour éviter les dangers qui peuvent en résulter dans l'avenir, il faut, dès que les facultés et les forces des enfants le leur permettront, commencer chaque jour à *les occuper pendant quelques heures à des choses utiles et même agréables.* Il faut avoir soin de varier leur occupation, afin qu'ils ne s'ennuient pas ; et pour que leur santé n'en souffre pas, on leur laissera tout le temps nécessaire à leur délassement. Cette heureuse et bonne habitude une fois établie leur rendra plus tard le travail familier et même agréable ; tandis que, si on a laissé l'oisiveté prendre racine, il sera difficile plus tard de les accoutumer au travail, surtout si on laisse passer ainsi l'époque de la puberté.

Un excellent moyen de leur faire prendre goût au travail, c'est de leur créer des occupations en harmonie avec leurs goûts, et en même temps de stimuler leur bonne volonté par des *récompenses* ménagées à propos. Jamais on ne doit, pour faire travailler les enfants, employer les voies de rigueur, ou infliger le travail à titre de punition, car c'est le moyen de le leur faire prendre en dégoût.

Pour vaincre l'habitude de l'oisiveté chez les jeunes gens, il faut *leur faire fréquenter des individus laborieux et actifs,* surtout ceux qui sont parvenus par leur travail à se créer une honnête aisance, et, par opposition, on leur fera voir les funestes conséquences de l'oisiveté, la misère, le crime et l'infamie. Si cela ne suffit pas, il faudra placer le paresseux dans une position telle, que le *travail* devienne pour lui une *nécessité,* une *condition de son existence.*

Élever les jeunes gens dans l'opulence, faire devant eux étalage de sa fortune, c'est le plus sûr moyen de les conduire à la paresse et de les plonger dans la débauche. On devrait, au contraire, quels que soient le rang et la fortune, développer chez eux l'amour du travail en piquant leur curiosité, ou mieux par une noble émulation et surtout en leur faisant bien sentir la *nécessité du travail pour la santé et le bien-être de l'homme* dans toutes les positions sociales (91). On conçoit que si on veut réussir dans ce cas, comme dans tous les autres cas où il s'agit d'enseigner la morale aux enfants, il faut *appuyer le précepte par l'exemple,* et un père qui recommande le travail à son fils ne doit pas passer sa vie dans l'oisiveté. On a vu souvent une première inclination éveiller tout à coup chez les jeunes gens le goût du travail et développer beaucoup d'activité. Il faut savoir en profiter. Il sera quelquefois à propos de simuler des pertes considérables pour inspirer aux jeunes gens l'amour du travail, ce moyen a quelquefois réussi.

9° *La gourmandise.*

75. Cette passion consiste dans l'abus que l'homme peut faire des aliments. Ainsi, manger avec sensualité et surtout avec excès, c'est ce qui constitue le vice de la gourmandise.

Les enfants mal élevés sont singulièrement enclins à ce défaut. On le voit souvent se développer dans l'âge viril et dans l'âge de retour, en compagnie de la mollesse et de l'oisiveté. Ce vice, comme l'ivrognerie qui l'accompagne souvent, se développe singulièrement par la funeste *contagion de l'exemple;* voilà pourquoi on les observe l'un et l'autre assez fréquemment dans certaines familles.

Un appétit exagéré peut être la conséquence d'une affection nerveuse de l'estomac, ou tenir à la présence du ver solitaire; dans ce cas, ce n'est pas une passion, c'est un besoin produit par la maladie. Il ne faut pas non plus confondre la gastronomie avec la gourmandise, cependant l'une conduit souvent à l'autre. Il est facile de concevoir que les excès souvent répétés dans les aliments fatiguent l'estomac et troublent ses fonctions; aussi nous verrons, dans l'autre partie de cet ouvrage, que la plupart des *maladies de l'estomac,* telles que les *dyspepsies,* les *gastralgies* et même souvent les *fièvres muqueuses,* reconnaissent cette cause. Aussi les gourmands sont-ils sujets à de fréquentes indigestions. Elle conduit à l'*obésité* et à la *pléthore,* et par suite aux congestions et à l'*apoplexie.* Enfin, elle engendre la *goutte* et la *gravelle,* et détruit à jamais la santé la plus solide. Nous aurons souvent occasion de revenir dans le cours de cet ouvrage sur les effets de la gourmandise, principalement au sujet du régime sur la santé (106).

Moyens préventifs. — C'est encore dans l'enfance qu'il faut détruire la tendance à ce vice. Il faut de bonne heure régulariser le régime des enfants et les accoutumer à prendre des habitudes de sobriété et de tempérance. On ne doit jamais flatter leur sensualité, car rien ne développe plus facilement la gourmandise. Leurs aliments doivent être préparés avec la plus grande simplicité, leur boisson doit être légère, et au lieu de les gorger d'aliments aux repas, il faut les accoutumer à lever le siége dès que leur appétit est satisfait, pour aller immédiatement prendre leur récréation. (*Voyez les conseils hygiéniques relatifs à l'adolescence* (24).)

10° *L'ivrognerie.*

76. L'ivrognerie est une passion qui consiste dans l'abus répété des boissons ou des liqueurs enivrantes. Il ne faut pas confondre l'ivresse avec l'ivrognerie. La première est un état accidentel qui peut arriver par surprise à l'homme le plus tempérant ; elle peut déranger momentanément la santé, mais elle est en général sans aucune conséquence pour l'avenir. L'ivrognerie est, au contraire, un état habituel ; elle est de toutes les passions celle qui présente les plus funestes résultats dans ses conséquences. Ainsi, elle tue en peu d'années l'homme qui s'y abandonne. Elle éteint en lui tout sentiment honnête et détruit le lien de famille ; enfin, elle mine le corps social et conduit les nations à leur destruction par le désordre.

Causes. — La cause la plus puissante de l'ivrognerie est, de nos jours, la funeste *contagion de l'exemple*, et cette cause exerce une action extraordinaire sur la jeunesse. C'est elle qui détermine dès l'enfance cette disposition, qui se développe avec l'âge et qui produit la

plupart des hommes adonnés avec fureur à cette passion. Mais ce n'est guère que dans l'âge viril qu'elle est
portée à son comble; car alors elle est singulièrement
favorisée par *nos habitudes sociales* et par nos mœurs,
qui font de l'intempérance presque une nécessité. Ainsi,
de nos jours, on ne peut ni traiter une affaire quelque
minime qu'elle soit, ni même se rencontrer sans faire
abus des liqueurs fortes. Ne pas accepter cette condition d'usage, c'est manquer un marché, c'est n'avoir
pas d'amis; car, dans nos mœurs relâchées, c'est la
condition sans laquelle on ne peut plus faire d'affaires.
Ainsi, l'homme qui est livré à un certain genre de com-
merce se trouve donc dans la nécessité d'accepter et,
cela même plusieurs fois par jour, et l'usage veut qu'on
rende la pareille à ceux dont on a accepté la proposition, car c'est une espèce de dette ou d'obligation d'hon-
neur à laquelle on ne veut pas manquer. C'est ainsi que
s'établit de nos jours une habitude fatale à l'homme, à
la famille et même à la société. C'est ainsi que les hommes destinés par le Créateur à vivre en société se pervertissent les uns par les autres, et cela par les abus
d'une civilisation excessive qui dégénère en corruption.

Cependant les hommes qui font ainsi abus des liqueurs fortes, seulement à l'occasion, ne se plongent
pas toujours dans les dégoûtantes orgies de l'ivrognerie, mais cette habitude n'en est pas moins funeste à
leur santé; car, par la quantité d'alcool qu'ils absorbent
journellement, ils usent rapidement chez eux le principe
de la vie, et ils arrivent de bonne heure aux maladies,
qui abrégent de beaucoup leur existence (2ᵉ *partie*).

Lorsque la passion des liqueurs fortes est une fois
établie et qu'elle est devenue une funeste habitude,
l'homme n'a plus besoin de rencontre, ni d'amis, pour
l'engager à boire; il s'enivre seul, car alors son palais

émoussé appelle sans cesse le stimulant alcoolique, et
entraîné par sa passion, il s'imagine relever ses forces
et ranimer son intelligence en renouvelant chaque jour
ses excès. Ainsi, il ne tarde pas à arriver aux derniers
degrés de la dégradation physique et à la plus profonde
perversion (2e *partie*). Ces hommes, dominés par la passion, ne cherchent que les occasions de satisfaire leur funeste penchant, et s'ils sortent de chez eux, c'est pour
entraîner avec eux ceux qu'ils rencontrent et qui ne savent
pas résister à leurs sollicitations. Ils passent ainsi successivement de café en café ou d'une taverne dans l'autre, bientôt ils tombent dans un *état d'ivresse complète :*
alors on les voit exposés dans les rues et sur les places
publiques, présentant à la face d'une nation civilisée
le spectacle le plus repoussant que puisse offrir à l'humanité l'homme déchu et dégradé.

L'intempérance est devenue si générale de nos jours,
que l'homme s'abandonne à ces excès à peu près dans
tous les climats et sous toutes les latitudes ; on l'observe
aussi dans toutes les professions et dans toutes les positions sociales. Ceci prouve d'une manière péremptoire
cette funeste tendance de notre nature vers le mal et
combien est grande la contagion de l'exemple.

Effets généraux. — Cependant l'abus des liqueurs
fortes n'est pas porté au même degré dans toutes les
classes de la société, et les effets qu'il produit présentent une très-grande différence d'après la position sociale des individus qui s'y livrent, d'après leur éducation, leur caractère, leurs habitudes, comme aussi
d'après la nature même des liqueurs enivrantes dont
ils abusent. Ainsi, chez les uns, l'ivresse produit une
gaieté folle et une loquacité intarissable; chez les autres,
elle produit l'effet opposé et l'homme ivre devient sombre et rêveur, on ne peut obtenir de lui une parole.

Celui-ci devient d'une bonté et d'une sensibilité exagérées, il veut que tout le monde soit heureux et il donnerait volontiers dans cet état ce qu'il possède. Celui-là est méchant et querelleur, il casse et brise tout; il veut toujours se battre et souvent alors il frappe ceux qu'il aime le mieux. Cet autre est en proie à une sombre jalousie et les passions haineuses fermentent dans son âme.

L'homme dans une position aisée, surtout s'il a reçu une certaine éducation, ne se laisse pas ordinairement arriver à un état d'ivresse complète; il *fait* ce qu'on appelle *une noce*. C'est une espèce de *festin* qui porte à l'hilarité et à la gaieté. Il est loin d'avoir sur la santé une funeste influence, lorsqu'il n'est pas trop souvent répété, il peut même quelquefois être utile; on peut, dans ce cas, le comparer jusqu'à un certain point à une fête de famille. Il serait seulement à désirer que ces fêtes se passassent avec décence, surtout en présence de la jeunesse.

Mais dans les classes inférieures, chez les hommes grossiers et privés d'éducation, l'abus des liqueurs fortes, et surtout de l'eau-de-vie, les jette dans un état d'ivresse dégradante, qu'on a désignée sous le nom d'*ivresse crapuleuse*. Chez ces invidus, l'abus n'est même pas tempéré par les raffinements de la sensualité. Ils se gorgent de liquides et se plongent le plus souvent dans une *orgie dégoûtante;* ils perdent alors la raison, et les résultats de l'ivresse chez ces êtres dégradés sont les querelles, les rixes, les coups, les blessures et même quelquefois le meurtre; car, chez eux, dans l'ivresse, la colère est souvent portée jusqu'à la fureur [1].

---

[1] M. Cole, juge de paix à Albany (New-York), a attesté que dans une seule année 2,500 personnes avaient été traduites devant son tribunal et que, sur ce nombre, il s'en trouvait 96 sur 100 dont les délits étaient le résultat de l'ivrognerie.

Quant aux effets de l'ivresse d'après la nature des liqueurs enivrantes, on peut dire en général que le vin développe l'hilarité et la gaieté; que l'abus de l'eau-de-vie engendre la colère et les passions haineuses; que le cidre étourdit et brise les forces; enfin, que la bière rend l'homme qui en fait abus stupide et comme hébété. Cette différence dans les effets des liqueurs alcooliques tient, d'une part, à la quantité d'alcool qu'elles renferment, et de l'autre, à sa combinaison avec différents liquides. Ainsi, le vin de bonne qualité est un stimulant très-naturel, parce qu'il ne renferme que 10 à 15 parties d'alcool sur 100, et qu'il ne contient aucun principe nuisible à la santé. Dans le cidre, l'alcool est toujours combiné avec une certaine quantité d'acide, c'est pourquoi il trouble facilement les fonctions de l'estomac lorsqu'on en abuse. La bière est lourde et pesante, elle fatigue l'estomac à cause des principes nutritifs qu'elle renferme; aussi est-elle nourrissante, et les individus qui en abusent arrivent facilement à l'obésité. L'alcool rectifié, ou l'eau-de-vie, est un excitant violent qui brûle en quelque sorte l'estomac, le jette dans l'atonie et porte une perturbation profonde dans les fonctions du système nerveux. Les individus qui en abusent mangent peu. Ils sont en général maigres, pâles et très-irritables [1].

Il arrive assez souvent que les revers de fortune et les chagrins profonds plongent l'homme dans la

[1] L'immense quantité d'eau-de-vie qui tous les jours est absorbée par la classe ouvrière donne lieu à de nombreuses falsifications qui ne sont pas sans inconvénient pour la santé; mais il en est quelques-unes qui deviennent très-dangereuses et qui occasionnent de grands ravages à cause des substances nuisibles qu'on y fait entrer. On a assuré qu'il s'est trouvé des spéculateurs assez vils pour additionner les eaux-de-vie falsifiées avec une certaine quantité d'*acide vitriolique* ou *sulfurique*.

funeste habitude de l'ivrognerie, lorsque, dans son malheur, il ne cherche pas dans la religion la seule consolation morale qui lui reste. Ceci arrive principalement à ceux dont la raison est faible et s'égare facilement. Car, sans cesse obsédés par leur idée fixe, accablés sous le poids du malheur qui les opprime, ils cherchent une diversion à leurs peines dans l'ivresse. En effet, dans cet état l'homme oublie ses souffrances morales et il retrouve pour un instant le bonheur; un rayon d'espérance lui apparaît; il fait de beaux projets, il retrouve sa fortune, il revoit ceux qu'il a perdus. Il est encore heureux; mais ce bonheur imaginaire s'enfuit avec l'ivresse, et après il retombe aussitôt dans un état affreux, pire encore que celui d'où il était sorti, car elle laisse après elle un vide immense que rien ne peut combler. Pour lui la vie devient insupportable, et pour en adoucir l'amertume, il a souvent recours au seul moyen qui lui fait, pour un instant, oublier ses peines et ses malheurs. Ainsi s'établit chez l'homme miné par le chagrin cette mauvaise habitude; pour se rendre insensible à la douleur morale, il abrutit son intelligence et il abrége ses jours.

Nous avons dit que la passion des liqueurs fortes exerce des ravages immenses sur la santé de l'homme et sur le corps social. Dans la seconde partie de cet ouvrage nous traiterons à part des désordres qu'elle produit dans la santé et de ses effets sur la vie des individus qui s'y abandonnent; nous allons nous occuper ici de ses effets moraux, c'est-à-dire de son influence sur la famille et sur la société.

Effets antisociaux. — Ses effets sur la famille sont d'*éteindre* dans l'âme de tous ceux qui s'y laissent entraîner *tous les sentiments affectifs* sur lesquels elle repose. Ainsi elle *désunit les époux*, elle *dénature les mères* et elle *brise le lien moral qui attache le père à ses enfants et les enfants à leur père.* Il n'y a plus rien de sacré pour les ivrognes, et lorsqu'elle est portée à un certain degré, le sens moral est chez eux à peu près complétement anéanti. Leur intelligence est obscurcie, ils ne sont plus capables d'éprouver aucun sentiment honnête, ni de s'élever à rien de grand. Ils n'ont plus qu'une idée fixe, c'est de se procurer des liqueurs fortes, et ils n'éprouvent plus qu'une jouissance, c'est de satisfaire la passion brutale qui les dévore et qui les énerve.

L'ivrognerie conduit inévitablement à la débauche, et par cette double cause l'homme arrive facilement à la misère; aussi on peut dire avec vérité qu'elle est la *cause la plus puissante du* PAUPÉRISME, et que cette plaie sociale ne pourra être extirpée que lorsqu'on aura trouvé le moyen de détruire la cause qui la produit et qui l'entretient [1].

Elle s'associe à presque les toutes passions subversives de l'ordre social. Ainsi, elle est la compagne inséparable de la *paresse* et de l'oisiveté, et pour s'alimenter elle conduit souvent l'homme au mensonge, à la ruse et au *vol*. Ne voit-on pas chaque jour l'ivresse engendrer la *colère*, produire la *vengeance* et porter l'homme au *crime!* Combien de meurtres ont été le résultat de la fureur engendrée par l'ivresse produite par l'alcool! C'est dans les tavernes, dans ces repaires de l'ivrognerie, que s'ourdissent presque tous les complots des hommes pervers contre la sûreté de l'État et contre la vie des personnes. *Beaucoup de criminels* qui reculaient à jeun devant l'*horreur du crime* qu'ils méditaient *n'ont trouvé que dans l'état d'ivresse assez d'atrocité pour l'accomplir.* D'ail-

[1] Au rapport de M. Stone, qui a, pendant plusieurs années, dirigé l'hospice de Boston, les 7/8 des pauvres admis dans cet établissement y avaient été conduits par l'ivrognerie.

leurs, des relevés statistiques ont prouvé que la dixième partie des crimes a été commis dans un état d'ivresse. Parlerons-nous enfin des *malheurs* qui chaque jour sont le triste *résultat de l'ivresse?* Combien de personnes *périssent* chaque année *victimes* des accidents qui arrivent dans les voyages, sur mer et sur terre, par la *faute des hommes pris d'ivresse* auxquels on confie sa vie et son avenir!

Moyens préventifs. — Après avoir rapidement énuméré les terribles conséquences de l'ivrognerie sur le corps social, nous allons rechercher s'il existe des moyens de s'opposer au développement de cette funeste passion. Nous avons vu qu'elle est d'abord le résultat d'un vice d'éducation, et, plus tard, qu'elle se développe par l'effet de nos habitudes nationales.

Dans l'enfance. — Il est toujours facile aux parents de faire éviter à leurs enfants cette pernicieuse habitude, *c'est de ne jamais leur donner des liqueurs enivrantes,* leur boisson ordinaire doit même être plus légère que celle des adultes, et d'après le conseil que nous avons donné (71), on devrait habituer les enfants à se *lever de table lorsqu'on est au dessert;* c'est le seul moyen de ne pas exciter leur convoitise. En suivant ce précepte de la sagesse, on formera facilement les enfants à la tempérance et elle fera leur félicité dans l'avenir. Mais il est assez rare que les parents agissent ainsi à l'égard de leurs enfants. Au contraire, on les laisse à table jusqu'à la fin du repas, *on excite leur convoitise,* on leur *donne du café, des liqueurs,* on les *affaiblit* d'abord, et c'est le moyen de les *y accoutumer facilement;* nous avons même vu des parents assez aveugles pour donner à des enfants d'un an du pain trempé dans du café. Comment, avec un pareil système d'éducation, *ne pas arriver à former des ivrognes?* (Voy.

2ᵉ *partie.*) C'est ainsi que se développent dès le jeune âge la plupart des passions humaines ; on les fait naître, on les développe, puis on déplore dans l'avenir les conséquences de ces passions, qu'il eût été si facile d'éviter.

S'il est possible de s'opposer au développement de ce vice chez les enfants, il n'en est pas de même pour DÉTRUIRE cette funeste habitude, fruit d'une civilisation trop avancée, car *on ne peut pas ainsi changer le caractère ni les mœurs d'une nation.* Il en est de l'ivrognerie comme de plusieurs autres passions. La loi est muette contre la cause du mal, et elle n'atteint que les délits et les crimes qui en sont le résultat. Il n'entre pas dans notre plan de rechercher s'il existe des moyens légaux de détruire ce vice [1]. Nous dirons seulement que la *religion seule*, si elle était bien comprise, est le seul *frein* qui puisse s'opposer efficacement au *débordement des passions humaines;* car la TEMPÉRANCE, qui est la vertu opposée au vice que nous combattons, est essentiellement *prescrite* à l'homme *par la religion*, et elle est parfaitement d'accord avec l'hygiène, car elle est à la fois la *sauvegarde de la santé et celle de la vertu.*

Nous trouvons dans l'ouvrage du docteur Descuret (page 334) un fait qui vient parfaitement à l'appui de ce que nous venons d'avancer. Il est relatif au prodige opéré en Irlande par un zélé missionnaire devenu l'apôtre de cette contrée. « Depuis longtemps l'ivro-

---

[1] A Rome, tout homme rencontré ivre est immédiatement mis aux arrêts. Cette mesure, fort sage, diminue singulièrement le nombre des ivrognes, et, en même temps qu'elle maintient l'ordre, elle favorise les bonnes mœurs et elle garantit la sûreté des citoyens.

Pittacus, roi de Mitylène, avait rendu une loi qui infligeait une peine double à celui qui avait commis un délit pendant l'ivresse ; la première était pour le délit, la seconde était pour s'être mis par son intempérance en état de le commettre.

gnerie des Irlandais passait pour incurable, et c'était
une maxime reçue que deux Irlandais ne pouvaient se
rencontrer sans s'enivrer d'abord et sans se battre ensuite. Le père Mathieu entreprit d'évangéliser ce peuple
démoralisé, et pendant quatre ans qu'il parcourut
l'Irlande il vit, à sa grande satisfaction, ses prédica-
tions porter leurs fruits. » Il a été en effet constaté
que dans ce pays le débit de l'eau-de-vie a diminué
d'une manière considérable. Ainsi, en 1840, il s'en
était vendu 8,300,000 gallons; en 1841 il ne s'en est
vendu que 2,400,000, et cette réduction s'est encore
accrue en 1842. Quant aux crimes, ils ont diminué de
moitié d'une année à l'autre.

DEUXIÈME DIVISION.

CAUSES ANTIHYGIÉNIQUES.

Les causes morales ou les passions ne sont pas les
seules qui puissent déranger la santé de l'homme. Il
est un autre ordre de causes désignées par les auteurs
qui ont traité de l'hygiène sous le nom de choses non
naturelles, et que nous désignerons sous le nom de *causes
antihygiéniques*, parce qu'elles consistent soit dans des
écarts de régime, soit dans des infractions aux règles
de l'hygiène. Nous les diviserons en quatre sections,
ce sont :

1° Les influences extérieures, celles qui résultent de
l'action de l'air atmosphérique, par l'effet de sa température, ou de son état électrique ou hygrométrique.
A ces influences se rattachent les saisons ;

2° Les moyens de neutraliser ces influences, ce sont :
l'habitation et l'exposition des lieux, les vêtements et
les soins de propreté ;

3° L'exercice et le repos auxquels se rattachent les professions;

4° Les besoins organiques. Ce sont : 1° la veille et le sommeil; 2° la faim et la soif auxquelles se rattachent, d'une part, les *aliments* étudiés d'après leur nature et leur action sur l'organisme; et de l'autre, le *régime* considéré d'après le mode de préparation des aliments et l'usage qu'on doit en faire ; 3° les besoins d'excrétion qui comprennent la défécation, l'émission de l'urine, le mariage.

PREMIÈRE SECTION.

INFLUENCES EXTÉRIEURES.

Toutes ces influences se rapportent à l'air atmosphérique, que nous allons étudier d'après sa nature et ses effets sur l'organisme.

§ Ier. *De l'air atmosphérique.*

77. L'air est l'aliment de la vie, selon l'heureuse expression d'Hippocrate (*pabulum vitæ*). L'analyse chimique a démontré que l'air atmosphérique est composé de soixante-dix-neuf parties de gaz azote, lequel est absolument impropre à la respiration, et de vingt et une parties d'oxygène, gaz respirable et vivifiant, et de plus il contient une petite quantité de gaz acide carbonique et une certaine quantité de vapeur d'eau.

Dans l'acte de la respiration, le sang absorbe une certaine quantité d'oxygène et rend une quantité à peu près égale d'acide carbonique. L'homme ou l'animal placés dans un air privé ou presque privé d'oxygène meurent bientôt asphyxiés.

Il a été démontré qu'un homme absorbe en vingt-quatre heures environ 750 litres cubes d'air, et que la proportion d'oxygène absorbée est de sept parties sur vingt et une; et comme l'oxygène est remplacé par l'acide carbonique, il s'ensuit que l'air des grandes villes est plus ou moins vicié, parce que ce gaz retombe par son poids spécifique dans les couches inférieures de l'atmosphère, et il y séjourne jusqu'à ce qu'il soit enlevé par les courants d'air ou absorbé par les pluies. De là la nécessité pour les personnes qui habitent les villes d'aller, autant que possible, respirer l'air pur de la campagne.

L'*air pur* qu'on respire dans les plaines découvertes ou sur les plateaux *est si favorable à la santé de l'homme, qu'il suffit à lui seul pour neutraliser les effets d'une mauvaise alimentation*, car il développe singulièrement l'énergie des fonctions vitales. Il excite l'appétit, favorise la digestion et perfectionne la nutrition. Dans beaucoup de contrées les habitants de la campagne se nourrissent exclusivement de pain d'orge et de seigle, de farine de sarrasin, de laitage et de légumes; ces aliments grossiers sont presque toujours mal préparés, et cependant ils sont tous forts et vigoureux, rarement ils tombent malades; ils doivent ces précieux avantages, d'une part, à leurs mœurs pures, et de l'autre, à l'air sain qu'ils respirent.

78. Si l'air entretient la vie et la santé, *il est* quelquefois *le véhicule qui apporte la mort,* car la plupart des maladies épidémiques reconnaissent pour causes des *miasmes* apportés ou développés dans l'air. La production de ces miasmes se fait de deux manières :

1° *A l'air libre.* — Par la décomposition des matières animales et végétales en putréfaction : ainsi les marais, les eaux stagnantes et fangeuses, les fumiers, etc., les développent en grande quantité. Les conditions qui favorisent la production de ces miasmes sont la chaleur et l'humidité d'une part, et de l'autre, la sécheresse et le calme de l'air ; tandis que les grandes pluies, qui abattent ces miasmes, et les vents, qui les dissipent, font ordinairement disparaître ces maladies.

2° *Dans l'air concentré.* — Les miasmes se produisent par les émanations qui s'échappent incessamment des corps vivants, lorsqu'un grand nombre de personnes séjournent longtemps dans des espaces trop resserrés dont l'air n'est pas suffisamment renouvelé.

Dans ce cas, l'air vital (l'oxygène) est absorbé en grande quantité, et il est remplacé, comme nous l'avons dit, par le gaz acide carbonique exhalé par la respiration ; d'un autre côté, les miasmes qui s'échappent des corps sont, avec cet air déjà vicié, absorbés par la respiration, et même par la surface de la peau, et, par cette double voie, ils s'introduisent dans le sang et ils occasionnent des maladies plus ou moins graves.

On a reconnu que chaque homme rend par jour 3 m. 50 c. cubes d'air impropre à l'entretien de la vie : c'est pourquoi le séjour prolongé dans les hôpitaux, dans les prisons, dans les vaisseaux, dans les casernes, dans les garnis des logeurs, occasionnent si souvent parmi nos populations des épidémies de typhus et de fièvres typhoïdes. On conçoit que pour prévenir le développement de ces maladies, *il suffit* presque toujours *d'éviter l'encombrement et de renouveler souvent l'air par la ventilation,* comme aussi il ne faut pas négliger les soins de propreté.

TEMPÉRATURE.

79. La température de l'air exerce sur la santé de l'homme une immense influence, à cause de ses varia-

tions excessives dans notre climat. Ainsi, elle varie beaucoup suivant les saisons d'abord; mais, indépendamment des saisons, il est des causes qui la font varier beaucoup dans plusieurs mois de l'année, au point que d'une heure à l'autre elle s'abaisse et s'élève souvent de plusieurs degrés. Ces causes sont : 1° la direction des vents. Ainsi, le vent du nord, celui du nord-est ou du nord-ouest qui règnent le plus souvent dans nos contrées, nous apportent toujours du froid. 2° Les orages abaissent subitement la température par la quantité considérable de pluie qu'ils versent à la surface du sol. 3° Les vents produisent le même effet, parce qu'en déplaçant les couches d'air qui nous enveloppent, ils les empêchent de s'échauffer, ou bien ils refroidissent l'air chaud. 4° La température s'élève au contraire dans un air calme. 5° La nature du sol et les cultures apportent aussi de grandes variations; et, sous ce rapport, elle diffère beaucoup entre les pays boisés et couverts et les plaines cultivées. D'une autre part, un sol calcaire et légèrement incliné au midi, à l'abri des vents du nord, présente une température chaude et régulière; tandis qu'un sol argileux et incliné au nord, surtout s'il est couvert de bois, est toujours froid pendant les trois quarts de l'année; il est seulement frais pendant l'été.

ÉTAT HYGROMÉTRIQUE.

80. On désigne sous ce nom la plus ou moins grande quantité de vapeur d'eau contenue dans l'air. Lorsque l'atmosphère en est saturée, il constitue l'*air humide;* lorsqu'il en renferme peu, l'*air est sec.*

Il peut être humide et froid, et humide et chaud, comme aussi il peut être sec et froid, et sec et chaud.

Ces deux états opposés de l'air exercent aussi sur la santé de l'homme une grande influence et produisent des maladies très-différentes, comme nous le verrons en parlant des saisons. Cependant, on peut dire en général que l'*air humide*, qu'il soit chaud ou froid, *est malsain*, tandis que l'*air sec* est très-favorable *à la santé*.

ÉTAT ÉLECTRIQUE.

81. Il résulte de la présence de l'*électricité* dans l'atmosphère qui nous environne. Lorsque l'air en est saturé, cet état est le prélude des orages, et c'est alors surtout qu'il exerce sur l'organisme une grande influence. Son action se fait sentir principalement sur les personnes nerveuses, et elle est quelquefois portée au point de développer chez elles des accidents nerveux qui peuvent être portés jusqu'au *spasme* et à la *convulsion*. Dans tous les cas, lorsqu'au moment d'un orage l'air est saturé d'électricité, il est lourd et accablant, il porte au repos et au sommeil et il favorise singulièrement la congestion du sang vers la tête. Lorsque au contraire ce principe n'existe dans l'air que dans des proportions convenables, il favorise le mouvement de la vie, on se sent dispos et léger, et toutes les fonctions organiques s'accomplissent avec plus d'énergie et de facilité.

§ II. *Des saisons.*

82. Dans nos climats il existe quatre saisons, et elles exercent sur la santé de l'homme une très-grande influence. Cette influence résulte principalement de la température de l'air et de son état hygrométrique, qui prédispose dans certaines saisons à un certain ordre de maladies. Cet état particulier de l'atmosphère qui pré-

dispose aux maladies a été désigné sous le nom de *constitution médicale*, on l'observe principalement dans les climats tempérés comme le nôtre. Les causes qui les développent sont, d'une part, le dérangement et l'irrégularité des saisons, et, de l'autre, les variations excessives de la température. Ainsi, par exemple, lorsque l'hiver, qui devrait être froid, est au contraire très-doux, et qu'à cet hiver doux succède un printemps froid et surtout humide; lorsqu'à plusieurs jours de chaleur succèdent plusieurs jours de froid; lorsque les variations de la température sont excessives dans plusieurs moments de la journée, ces transitions brusques exercent sur la santé de l'homme une influence d'autant plus fâcheuse, que sa constitution est plus affaiblie par les excès, par l'âge ou par les maladies (112 et suiv.). Il est un fait d'observation qui remonte jusqu'à Hippocrate, c'est que chaque saison voit toujours disparaître les maladies régnantes de la saison précédente.

1° L'Hiver.

83. Les effets de l'hiver sur l'organisme sont : 1° de diminuer la transpiration et d'augmenter en proportion la sécrétion de l'urine; 2° d'activer les fonctions digestives et de développer la nutrition; 3° de porter au sommeil et d'augmenter la durée du repos; 4° de diminuer la force expansive du centre à la circonférence du corps.

Son influence sur la santé dépend de la température et de l'état hygrométrique de l'air pendant cette saison; s'il est *humide et froid, il occasionne des fièvres et des fluxions catarrhales, des rhumatismes et des affections scrofuleuses.* Lorsqu'il est *sec et froid*, il détermine plutôt des maladies inflammatoires, telles que la *pleurésie,* la *fluxion de poitrine*. Les unes et les autres sont le résultat de la suppression de la transpiration.

L'homme qui veut éviter les influences nuisibles de l'hiver doit *se vêtir chaudement*, et cela, en raison du degré de résistance vitale que sa constitution oppose à l'action débilitante du froid (18). Il doit porter des vêtements de laine, parce que en même temps qu'ils conservent le calorique vital, ils le garantissent de l'humidité (88). En outre, il doit *se livrer à un exercice suffisant* pour développer une chaleur naturelle capable de neutraliser l'effet du froid, et surtout du froid humide (91). Son régime alimentaire doit être plus nutritif et plus excitant que dans les autres saisons de l'année, il doit être surtout en harmonie avec les besoins actuels de l'organisme sous le rapport de l'âge, des professions, du tempérament, et surtout de l'état de force ou de faiblesse qu'il présente. En général, *l'hiver est nuisible aux vieillards, aux infirmes, aux convalescents, aux gens débiles* et à ceux qui sont affaiblis par les maladies chroniques, et en particulier *aux phthisiques*.

2° *Le Printemps.*

84. Dans cette saison, la vie semble prendre un nouvel essor chez tous les êtres vivants et développer un accroissement de forces qu'elle avait paru perdre pendant l'hiver. Toutes les fonctions vitales et nutritives s'accomplissent alors avec la plus grande énergie possible, surtout lorsque le *printemps est sec*. Dans ce cas, *il prédispose* aux congestions sanguines, *aux hémorrhagies* et *aux inflammations*. Lorsqu'au contraire il *est froid et humide*, on voit apparaître en grand nombre les *affections catarrhales et rhumatismales*, c'est l'époque à laquelle se manifestent la *coqueluche* et la *grippe épidémique*.

Ces maladies disparaissent avec celles que l'hiver avait produites à mesure que le soleil s'élève sur l'horizon et que la chaleur se développe.

Dans notre climat, la température du printemps est excessivement variable ; ainsi, pendant les mois d'avril et de mai, les nuits sont ordinairement très-froides. Il gèle ordinairement le matin, et, si le soleil paraît, il fait souvent très-chaud dans le milieu du jour ; on voit même la température varier beaucoup d'une heure à l'autre dans divers moments de la journée. Cette variation excessive est la cause la plus ordinaire des maladies de cette saison. Pour les éviter, l'homme doit suivre les *règles hygiéniques suivantes* : 1° porter des vêtements en raison de la température ; 2° ne pas quitter trop tôt les vêtements chauds, les alléger seulement pendant le milieu du jour ; 3° on doit les reprendre aussitôt qu'on cesse le travail et qu'on est au repos ; 4° il faut surtout dans cette saison éviter les causes qui peuvent supprimer brusquemement la transpiration ; aussi, on fera bien de passer un vêtement de laine lorsqu'on est en sueur, ou de changer de linge s'il se peut.

Pendant le printemps, le régime alimentaire doit être moins stimulant que pendant le froid de l'hiver, à cause de la prédisposition qu'il offre aux congestions et aux inflammations. Aussi les personnes d'un tempérament *sanguin*, et qui par cela même sont disposées à la *pléthore*, doivent faire usage d'*aliments légers* : c'est-à-dire ceux qui renferment le moins de substance nutritive ; tels sont les légumes, les végétaux, le laitage, les fruits, les confitures ; ils doivent user de viandes blanches de préférence aux viandes rouges, et s'ils sont arrivés à l'état pléthorique, ils feront bien de consulter un médecin (*2ᵉ partie*).

10.

3° *L'Été.*

85. Cette saison est celle dans laquelle l'homme présente le plus haut degré de force expansive et développe le plus d'activité, c'est aussi pendant cette saison qu'il dépense le plus de vitalité.

La *température élevée* et ordinairement régulière de l'été *favorise le mouvement expansif de la vie vers la périphérie du corps*, tandis qu'elle *diminue l'activité des organes intérieurs;* ainsi, la peau exhale sans cesse une abondante transpiration, tandis que la sécrétion urinaire diminue en proportion (12); la soif augmente en raison de la perte des fluides qui se fait par la peau, tandis que l'appétit diminue, et cela parce que pendant la chaleur de l'été l'estomac perd en partie l'activité fonctionnelle qu'il avait acquise pendant les deux saisons précédentes sous l'influence du froid.

L'homme qui tient à conserver sa santé pendant cette saison *doit user d'un régime tempérant et rafraîchissant*, car l'usage abusif des viandes et des substances échauffantes pendant les chaleurs fatigue les organes digestifs, et prédispose singulièrement aux fièvres muqueuses ou bilieuses et mêmes typhoïdes.

Au contraire, les légumes; le laitage, les œufs, le poisson et les fruits doivent faire alors la base du régime alimentaire; ce n'est que par exception qu'il faut user de la viande, et surtout des viandes fortes. Cependant les hommes qui se livrent aux travaux des champs, comme aussi ceux qui exercent des professions pénibles, qui exigent une grande dépense de forces, doivent faire exception à cette règle, sans néanmoins tomber dans l'excès contraire. Pendant les chaleurs, les *boissons tempérantes* et *rafraîchissantes* sont spécialement indiquées par les besoins de l'organisme.

Ces préceptes s'appliquent principalement aux personnes d'un tempérament sanguin, bilieux ou nerveux,
pendant la jeunesse et pendant l'âge viril. Tandis que
les individus lymphatiques et débiles, et surtout les
vieillards, peuvent et doivent s'en écarter et suivre
l'impulsion des besoins qu'ils ressentent.

Lorsque la chaleur est bien établie et que la température est à peu près régulière, *le vêtement doit être
léger, ample et vaste*, afin de favoriser à la fois la respiration et la circulation, dont l'énergie et l'étendue
s'accroissent beaucoup. Il a en outre l'avantage de
laisser évaporer la sueur avec facilité. Nous insistons
de nouveau ici sur la *nécessité d'éviter les suppressions
de la transpiration*, et cela parce que les inflammations
et les rhumatismes se produisent par cette cause avec la
plus grande facilité pendant cette saison : aussi, lorsque
le corps est en sueur, et qu'on cesse le travail, faut-il
avoir soin de changer de linge de corps et de se vêtir
convenablement. Les conseils que nous venons de donner sont également applicables aux climats chauds.

C'est *pendant les chaleurs de l'été*, comme aussi dans
les climats brûlants, qu'on voit se développer des *maladies épidémiques très-graves*, qui prennent souvent le *caractère pernicieux*. Elles sont occasionnées par la présence dans l'air de miasmes putrides, qui, comme nous
l'avons dit (78), sont produits par la grande évaporation qui se fait à la surface des eaux stagnantes sous
l'action d'un soleil ardent.

Par opposition, les *maladies chroniques*, telles que les
vieux rhumatismes, les scrofules, les affections catarrhales et même assez souvent les maladies d'origine syphilitique, *sont souvent améliorées* pendant les chaleurs
de l'été. Elles disparaissent même quelquefois sans retour. Ceci s'opère *par l'abondance de la transpiration*,

qui élimine de l'organisme les principes nuisibles en
circulation avec le sang.

4° L'Automne.

86. Cette saison, comme le printemps, est divisée
en deux parties : la première, qui ne comprend que
quelques semaines, reproduit les chaleurs de l'été et
avec elles les maladies qui s'y rattachent, les fièvres,
et en particulier la *dyssenterie*, et cela à cause de l'usage
abusif des fruits crus. La seconde partie de l'automne
ramène les premiers froids de l'hiver, et à sa suite les
inconvénients qui se rattachent à cette saison.

Les hommes forts et robustes, doués d'une force de
résistance capable de supporter les transitions brusques
de la température, sont peu dérangés par cette saison;
mais les vieillards et les personnes débiles, celles surtout qui sont atteintes de maladies chroniques, soit des
poumons, soit des organes digestifs, en ressentent vivement l'influence; car à l'apparition des premiers froids
de l'hiver, la transpiration diminue considérablement,
et alors une partie des principes nuisibles ou hétérogènes dont elle favorisait l'élimination étant retenus dans
l'organisme, circulent avec le sang et viennent se fixer
sur des organes prédisposés par leur faiblesse à en recevoir l'action (137). Voilà pourquoi les maladies chroniques s'aggravent toujours pendant cette saison, et
pourquoi aussi la mortalité est plus grande à cette
époque de l'année qu'à toutes les autres, surtout lorsque la température est froide et humide.

Les personnes faibles, surtout celles qui ont la poitrine irritable, doivent donc reprendre de bonne heure
les vêtements chauds, pour ne plus les quitter; elles les
allégeront seulement pendant les moments de chaleur.

Le régime doit aussi être changé dès qu'il fait froid :
on le rendra plus nutritif et plus stimulant d'après les
besoins ressentis par l'organisme.

DEUXIÈME SECTION.

MOYENS PROPRES A NEUTRALISER LES INFLUENCES EXTÉRIEURES.

Ces moyens sont, nous l'avons dit, l'habitation et
l'exposition des lieux, les vêtements et les soins de
propreté.

§ I. *Habitation et exposition.*

87. Dans le choix d'une habitation, l'homme doit,
avant toutes choses, chercher à se soustraire à l'influence nuisible du froid et de l'humidité.

Celui qui habite la ville doit choisir de préférence
une maison d'une construction déjà ancienne; et si elle
est neuve, il doit veiller à ce qu'elle soit parfaitement
sèche; en général, il lui faut pour qu'elle soit en état
d'être habitée au moins dix-huit mois de construction.
Les maisons construites en bois de chêne sont préféra-
bles; cependant, lorsqu'elles sont construites en brique
bien cuite et scellée avec du mortier à la chaux elles
sont également bien convenables, pourvu que les murs
aient au moins 60 à 65 centimètres d'épaisseur à la
base, et 40 à 45 centimètres aux étages supérieurs; en
outre, elles doivent être garnies de fenêtres larges et
hautes, afin de donner un libre accès à l'air et à la lumière. Il faut autant que possible choisir une maison ou-
verte au midi ou au levant, située dans une rue spa-
cieuse et bien aérée. Les appartements doivent être
doubles ou semi-doubles afin d'en renouveler facilement l'air par la ventilation. Le rez-de-chaussée pour

être sain doit être un plus élevé que le sol de la rue, et surtout ne pas présenter d'humidité, même dans l'hiver. Les planchers doivent avoir au moins $2^m,70$ à $2^m,80$ de hauteur, et les appartements doivent être assez vastes pour le nombre de personnes qui doivent y séjourner. Les cheminées doivent être placées de manière qu'elles répandent dans chaque pièce une douce chaleur et de manière aussi qu'elles favorisent le renouvellement de l'air, elles seront autant que possible à l'opposé des portes. Dans Paris, les plombs et les tuyaux des fosses d'aisances sont une cause fréquente d'insalubrité ; pour remédier à cet inconvénient, il faut que ces égouts soient placés dans les angles les plus reculés des murs, et cachés de manière à ne laisser échapper aucune émanation malfaisante ; il faut de plus, à cet égard, user d'une grande propreté.

Les personnes qui habitent la campagne doivent faire autant que possible un choix de l'exposition des lieux ; celle du levant ou du midi est préférable. Il faut éviter d'habiter le voisinage des marais et le fond des gorges ou les vallées humides ouvertes au nord. Lorsque l'habitation est à mi-côte et dans le voisinage d'un marais, on peut en partie remédier à cet inconvénient en plantant à distance et sous le vent du marais des avenues ou des futaies d'arbres verts, pour repousser les miasmes. En général, rien n'est plus pernicieux que de laisser séjourner près de l'habitation des fumiers et des cloaques qui répandent dans l'atmosphère des miasmes putrides ; car, comme nous l'avons dit, c'est une cause puissante de maladies graves ; lorsqu'on ne peut s'en dispenser, on doit les enlever toutes les semaines, surtout pendant l'été.

Il y a, en outre, quelques modifications à apporter dans le choix des lieux que l'homme doit habiter, sous le rapport de son tempérament et de sa disposition. Ainsi, les personnes d'un tempérament mou lymphatique, abreuvées de sucs blancs, prédisposées aux scrofules, doivent habiter la campagne dans des lieux élevés et secs, exposés au levant et au midi. Les personnes bilieuses et nerveuses se trouvent mieux d'un air plus frais et plus chargé d'humidité, telles sont les vallées, les coteaux et les prairies ouvertes au nord et au nord-ouest; tandis que les personnes dont la poitrine est irritable doivent préférer les lieux bas et un peu humides, pourvu qu'ils soient sains et tempérés par la douceur du climat.

§ II. Vêtements.

88. Les vêtements ont pour but : 1° de protéger la peau contre l'action mécanique ou physique des agents extérieurs; 2° d'isoler le corps de l'air ambiant; 3° d'exciter les fonctions de la peau par les frottements qu'ils exercent à sa surface. Nous allons les étudier d'après leurs effets sous le rapport de la santé.

Nous avons déjà dit qu'il faut porter des vêtements en rapport avec la saison, et surtout avec la température, et qu'ils doivent être assez amples pour ne gêner en rien ni la respiration, ni la circulation, ni les mouvements.

Les tissus *de laine* conviennent surtout pour garantir la peau du froid, parce que la laine, étant mauvais conducteur du calorique, *conserve parfaitement la chaleur du corps;* mais elle absorbe facilement l'humidité provenant de la transpiration, ainsi que celle de l'atmosphère, et lors même qu'elle est imprégnée d'humidité elle ne refroidit pas la surface de la peau; c'est pourquoi *les personnes sujettes aux fluxions catarrhales* et aux *rhumatismes doivent porter constamment des fla-nelles sur la peau*. Cependant elle a l'inconvénient de retenir les miasmes qui s'échappent du corps, et comme ils ne tardent pas à se corrompre, ils produisent des irritations et même des éruptions à la peau : aussi doit-on en changer toutes les semaines dans l'été et tous les quinze jours dans l'hiver.

Les tissus *de fil* et *de coton* sont excellents conduc-teurs du calorique; ils conviennent, par conséquent, aux enfants, aux jeunes gens, ainsi qu'aux individus robustes, parce qu'ils réparent facilement les déperdi-tions de calorique. Ils conviennent mieux que les tissus de laine pendant l'été et dans les climats chauds; ce-pendant, les personnes débiles, sujettes à la toux et aux douleurs doivent en toute saison conserver leurs flanelles sur la peau, parce que les tissus de fil ont le double inconvénient de s'*imprégner facilement d'humi-dité* et de se *sécher rapidement par l'évaporation* : c'est pourquoi, lorsqu'ils sont humides, ils enlèvent à la peau une grande quantité de calorique vital et ils occasion-nent subitement une *sensation de froid;* de là, la sup-pression de la transpiration. Aussi, lorsque le linge de corps est imprégné de sueur ou mouillé par la pluie, faut-il en changer lorsqu'on est au repos, ou bien il faut passer par-dessus un vêtement de laine qui s'op-pose à l'évaporation, et par conséquent à la soustraction du calorique.

L'effet des frottements produits par les vêtements est en raison de la sensibilité de la peau, et on sait qu'elle est considérablement émoussée par l'habitude et par l'épaisseur de l'épiderme. C'est ainsi qu'une femme de la ville, dans une condition élevée, ne pourrait sup-porter les chemises de toiles grossières dont se servent les paysannes, et qu'un citadin ne pourrait endosser la chemise de bure du trappiste. En général, les chemises de laine ou de toile un peu forte activent singulièrement les fonctions de la peau ; les premières conviennent parfaitement, dans les climats froids et pendant les hivers, surtout aux vieillards, aux personnes faibles ou valétudinaires, et à ceux qui sont affectés de catarrhe ou de rhumatisme.

89. *Des corsets.* C'est ici le lieu de signaler les dangers de la compression par l'abus des corsets. Lorsqu'ils sont mal confectionnés leur action est de comprimer à la fois la poitrine et l'abdomen, d'aplatir et de déformer les seins, d'effacer le mamelon et de produire la flaccidité précoce de ces organes, et ils s'opposent à l'accomplissement des devoirs de la maternité. En outre, la constriction circulaire qu'ils exercent à la base de la poitrine s'oppose à son ampliation dans l'action de respirer, et rend cette fonction incomplète et insuffisante pour les besoins de la santé. De là l'oppression, la toux et souvent le crachement de sang, et par suite la phthisie pulmonaire. Lorsque la gêne de la respiration ne conduit pas là, elle occasionne l'appauvrissement du sang, et elle fait perdre la fraîcheur et le coloris de la santé. Elle trouble les fonctions de l'estomac, produit des douleurs, des vents et souvent des syncopes ; l'appétit diminue et il est promptement satisfait, les digestions sont laborieuses et la femme est souvent obligée de se délacer pour digérer. Ce n'est pas tout, les corsets paralysent l'action des muscles du dos, et par l'effet de l'habitude ils ne suffisent plus pour maintenir le tronc dans sa rectitude naturelle ; c'est ainsi que les corsets devenus nécessaires prédisposent les jeunes filles aux déviations de la taille et nuisent beaucoup à l'accroissement et au développement des formes régulières du corps.

Cependant, nous sommes loin de dire aux femmes qu'elles doivent se passer de corset; nous savons trop bien que l'habitude est une seconde nature, et qu'à cause de cela elles ne peuvent s'en dispenser; mais ce que nous leur recommandons, dans l'intérêt de leur santé, c'est de les porter d'une forme qui s'adapte parfaitement à la convexité de la poitrine, sans exercer de constriction sur les côtes qui en forment la base, ni aucune compression sur les seins. Il faut, en outre, qu'ils se moulent sur la forme des hanches et qu'il y ait le moins de baleines possible; de plus, il faut que la pièce principale, qu'on appelle *busc*, soit bien flexible et qu'elle présente des incurvations en rapport avec la convexité antérieure du corps, *sans comprimer ni l'épigastre ni l'abdomen* (l'estomac et le ventre).

§ III. *Soins de propreté.*

90. Une des conditions essentielles à l'entretien de la santé, c'est la propreté. Elle est le moyen par excellence d'opposer, autant que possible, une barrière à la destruction de notre organisme par le progrès de l'âge; car c'est elle qui conserve à la peau sa souplesse et sa fraîcheur, et qui favorise le plus l'accomplissement de ses importantes fonctions. Elle consiste dans l'usage des lotions, des bains, des frictions, et surtout dans le renouvellement fréquent du linge de corps.

1° Les *lotions* du visage et du cou doivent être pratiquées plusieurs fois par semaine, et celles des mains plusieurs fois par jour. Elles doivent être faites à l'eau froide simple ou savonneuse; il faut seulement la faire tiédir quand le froid est rigoureux. Il est utile de frotter assez fortement les parties du corps qui sont habituellement découvertes pour enlever la crasse et activer les fonctions de la peau. Il est aussi très à propos de prendre toutes les semaines un bain de pieds comme soin de propreté, car, outre qu'il nettoie, il favorise encore la transpiration qui s'opère par cette voie, ce qui, chez beaucoup de personnes, est une garantie de leur santé.

2° Les *bains* sont principalement utiles lorsqu'on est forcé, soit par la profession ou par d'autres causes, à une vie sédentaire. Ils doivent être pris à la température du corps, c'est-à-dire de 30 à 32 degrés (Réaumur) ou 36 à 38 (centigrades). Mais pour que le but du bain de propreté soit rempli, il faut frotter et nettoyer la peau dans le bain à l'aide d'une brosse douce ou d'une éponge; c'est un bien lorsque la peau est fort sale de l'enduire avant d'une couche de savon vert. On se sert aussi avec avantage de la pâte d'amandes pour nettoyer et assouplir la peau. La durée du bain de propreté n'est pas limitée, il suffit que la peau soit bien nettoyée; six à huit bains de propreté par an suffiront en général pour l'entretien de la santé. L'habitude d'en prendre souvent produit le relâchement de la peau, favorise l'atonie générale et produit la faiblesse. Les bains très-chauds surtout débilitent beaucoup et font porter avec force le sang vers la tête. Ils peuvent occasionner des congestions cérébrales.

Il existe quelques contre-indications à l'usage des bains : ainsi les personnes pléthoriques, prédisposées aux congestions sanguines vers le cerveau, doivent s'en abstenir ou n'en prendre que d'après le conseil d'un médecin, qui leur indiquera les précautions à prendre pour prévenir les accidents.

En général, les bains sont très-utiles après les veilles et les fatigues, comme aussi à la suite de l'exposition au froid ou à la pluie; car, dans ce cas, ils dissipent très-bien la courbature et procurent immédiatement un soulagement marqué. Il en est de même lorsque la peau est sèche et rugueuse, couverte d'éruptions et de démangeaisons; car, leur effet, c'est de calmer le prurit, de rendre à la peau sa souplesse et son poli, et de favoriser ses fonctions.

3° *Les frictions.* — Elles conviennent principalement aux personnes âgées et infirmes, aux rhumatisants et aux goutteux, et en général à tous ceux qui sont forcés à une inaction prolongée. Elles ont pour effet d'activer les fonctions de la peau, si indispensables à la santé de ces personnes. Elles se font soit avec la main, soit avec une flanelle sèche ou imprégnée de vapeurs aromatiques, ou, ce qui est mieux encore, avec une brosse douce. Il faut frictionner doucement, et dans le même sens, pendant un quart d'heure à une demi-heure, toutes les parties du corps sans les découvrir, à moins qu'il ne fasse très-chaud. Il faut les répéter tous les jours ou tous les deux jours; c'est un excellent moyen pour conserver l'existence des vieillards (130).

TROISIÈME SECTION.

EXERCICE ET REPOS.

91. L'exercice, surtout celui qui se fait en plein air, est peut-être aussi utile à l'entretien de la santé qu'un air pur. D'après ce que nous avons dit à l'occasion de l'accroissement du corps (25), il développe singulièrement la force physique; et nous avons vu que c'était le secret de la force athlétique des anciens peuples. Ne voit-on pas également, de nos jours, très-souvent, des jeunes gens faibles et des hommes débiles devenir en peu d'années et même en quelques mois très-forts et

très-résistants sous l'influence d'une vie active et des travaux pénibles exercés au grand air ? La vie des champs, la vie maritime et même la vie des bagnes opèrent tous les jours de semblables métamorphoses (*2ᵉ part., scrofules*).

L'exercice agit à la fois sur le physique et sur le moral.

Sur le physique. — Ses effets sont : 1° de développer la circulation et la respiration; 2° d'activer les fonctions de la peau, si essentielles à la santé; 3° d'augmenter la puissance fonctionnelle des organes digestifs : ainsi il développe l'appétit et perfectionne la digestion; 4° il favorise une égale répartition des forces vers tous les organes; 5° enfin, il imprime à l'organisme une force de résistance capable d'annihiler les influences extérieures nuisibles.

Sur le moral. — Ses effets ne sont pas moins marqués; s'il fortifie le corps, il fortifie également l'esprit, car la force morale dépend assez souvent de la force physique, et il est assez rare de voir une grande intelligence et une forte volonté chez des individus valétudinaires ou faiblement organisés. Tandis que l'homme dont la vie est active et laborieuse est en général doué d'une intelligence assez développée, parce que le travail développe et étend ses connaissances; il lui donne les moyens de se rendre utile à lui-même, à sa famille, à ses semblables; et, comme nous l'avons dit, il est une loi de la nature et un besoin de l'organisation (66).

L'oisiveté ou la paresse, au contraire, affaiblit le corps et éteint l'intelligence. Elle rend l'homme insupportable à lui-même, inutile aux autres et souvent à charge à la société. Ordinairement elle le rend vicieux et elle est quelquefois la voie qui le conduit au crime. On peut dire, en thèse générale, que l'oisiveté, jointe à la mollesse et à la débauche, est la cause principale qui produit la dégénération de l'espèce humaine et qui amène la chute des peuples (74).

Pour être utile et salutaire à l'homme, l'exercice ne doit être ni trop violent, ni trop longtemps prolongé, car alors il épuise les forces radicales du principe vital; il occasionne des maladies et il abrége singulièrement la durée de la vie (66).

Le travail, qui peut et qui doit être considéré comme un exercice, doit donc être réglé quant à sa durée, à son intensité d'action et à la fatigue qui s'ensuit. Cette condition essentielle repose sur une loi de l'organisation : ainsi, dans l'intérêt de la santé, un travail ordinaire ne peut être soutenu plus de douze heures par jour. Celui qui exige une grande dépense de forces doit être réglé à huit ou neuf heures. Enfin, celui qui ne fatigue ni le corps ni l'esprit ne doit, dans aucun cas, dépasser treize à quatorze heures.

En général, tout exercice ou travail actif exige de temps à autre des intervalles de repos qui, pour être utiles, n'ont pas besoin d'être prolongés, c'est seulement pendant l'heure du repas que l'homme de travail doit, pendant le jour, se reposer. Il lui importe beaucoup surtout de profiter du repos de la nuit, car il est absolument indispensable à la réparation de ses forces, et celui qui, après avoir travaillé tout le jour, va passer dans les cabarets la majeure partie de ses nuits ne tarde pas à détruire sa santé sans espoir pour lui de la recouvrer jamais; car il n'est pas d'homme, quelle que soit la force de son organisation, qui puisse tenir longtemps contre un pareil désordre.

Comme il n'est pas toujours possible à l'homme d'éviter la grande fatigue, il ne doit pas oublier que le repos qui la suit doit être proportionné à la fatigue qu'il a éprouvée, et aussi, dans ce cas, il doit relever ses forces par une alimentation réparatrice et même par une certaine dose de stimulants. Tel est le café à l'eau additionné d'une petite quantité d'eau-de-vie. Le vin est peut-être, dans ce cas, le meilleur des cordiaux.

Les personnes qui habitent les villes et qui ne sont pas obligées au travail doivent, autant que possible, faire tous les jours une promenade à pied à la campagne. En été, il faut la faire le matin ou le soir; dans l'hiver, il faut préférer l'heure de midi. L'air pur des champs et la beauté de la végétation procurent un sentiment de satisfaction et de bien-être qui contribue beaucoup à entretenir la santé.

Le travail, considéré comme un exercice, nous conduit naturellement à l'étude de l'influence des professions sur la santé. Nous allons aussi indiquer sommairement l'hygiène qui leur convient et les maladies auxquelles sont exposés les hommes qui les exercent. Pour simplifier leur étude et abréger notre travail, nous les réunirons toutes dans cinq catégories.

1° Professions actives qui exercent toutes les parties du corps.

Une partie de ces professions s'exercent au grand air et même au soleil, ce sont celles qui produisent les hommes les plus robustes : tels sont les cultivateurs, les jardiniers, les charpentiers, les portefaix, etc. Les autres s'exercent dans les ateliers : tels sont les forgerons, les charrons, les menuisiers, etc. En général, ces hommes doivent prendre du repos par intervalles, se nourrir d'aliments sains et réparateurs, user modérément de stimulants et surtout profiter du repos de la nuit. Quant à ceux qui sont exposés aux intempéries de l'atmosphère, ils doivent suivre les conseils que nous avons donnés au sujet de la transpiration (12 et 82), en parlant des saisons et des fonctions de la peau.

Les maladies auxquelles sont exposés les hommes qui exercent ces professions sont les fièvres, les inflammations, les congestions sanguines actives, les hémorrhagies, les affections catarrhales et rumatismales, etc. Lorsque, dans la seconde partie de cet ouvrage, nous nous occuperons de ces maladies, nous indiquerons aussi les moyens de les prévenir.

2° Professions sédentaires qui n'exercent qu'une partie du corps.

92. La plupart de ces professions s'exercent dans les villes et dans les ateliers : tels sont les fileurs, les tisserands, les apprêteurs, etc. La plupart des hommes qui les exercent sont faiblement organisés; ils sont presque tous pâles, maigres, d'une constitution chétive et d'un tempérament nerveux. Ils vieillissent avant l'âge et ne vivent pas très-longtemps, surtout s'ils sont soumis à un travail prolongé, ou à des veilles de nuit et s'ils font des excès. Ils sont sujets à une foule de maladies qu'il serait trop long d'énumérer, nous dirons seulement ici que les affections scrofuleuses sont très-communes parmi ces individus.

Les moyens hygiéniques propres à remédier, en partie du moins, aux inconvénients attachés à ces professions sont : 1° de renouveler souvent l'air des ateliers par la ventilation; 2° d'user d'une nourriture saine, mais moins abondante que celle qui convient dans les professions actives, attendu qu'il y a moins de forces à réparer; 3° d'user avec modération des stimulants et seulement pendant l'hiver; 4° d'éviter un travail trop prolongé et surtout les veilles de nuit; 5° de profiter des moments de liberté que laisse le travail pour aller respirer l'air pur de la campagne; 6° de ne pas négliger les soins de propreté; car, comme nous l'avons dit (90), le renouvellement du linge, les lotions et quelques bains peuvent, jusqu'à un certain point, remplacer l'exercice au grand air.

3° Professions qui exposent aux émanations délétères.

93. Ces professions sont nombreuses, on peut en faire trois séries :

1° *Celles qui exposent aux émanations de substances minérales considérées comme des poisons.* Dans cette série nous trouvons les métallurgistes, les doreurs, les graveurs, les broyeurs, les chimistes ou les fabricants de produits chimiques, et en général tous les ouvriers qui travaillent aux préparations de mercure, de plomb, de cuivre, etc.

2° *Celles qui exposent à l'action des gaz délétères.* Tels sont les brasseurs, les teinturiers, les amidonniers, les chaufourniers, etc., à cause du gaz acide carbonique et autres gaz qui s'échappent en masse des chaudières et des fourneaux.

3° *Celles qui exposent à l'action des miasmes et des émanations animales.* Tels sont les tanneurs, les corroyeurs, les bouchers, les chandeliers, les fossoyeurs, les vidangeurs, etc.

Maladies. — Les professions qui exposent aux émanations métalliques, principalement celles du mercure ou du plomb, occasionnent des maladies graves et longues qui portent d'abord leur action sur les organes digestifs (*colique des peintres*), puis consécutivement sur le système nerveux cérébro-spinal (2) dont elles paralysent l'action (*tremblement* et *paralysie*). Lorsque ces

11.

maladies sont anciennes, elles sont presque toujours incurables. Celles qui exposent à l'action des gaz délétères, tels que l'acide carbonique, peuvent produire
l'*asphyxie*. Tandis que les gaz irritants déterminent des
affections de poitrine, la toux, la bronchite, la laryngite
chronique, et par suite le développement des lésions
organiques des poumons et du cœur. Enfin celles qui
exposent aux émanations animales en putréfaction occasionnent des fièvres plus ou moins graves.

Conseils. — Nous ne pouvons trop conseiller aux ouvriers qui exercent ces professions d'avoir souvent recours aux lavages, aux lotions et aux bains; ils doivent
surtout changer souvent de linge de corps et même de
vêtements : ainsi ils ne doivent jamais prendre leurs repas avec les vêtements qui leur servent pendant le travail. En outre, ils doivent avoir soin d'aérer et de ven-
tiler les ateliers plusieurs fois par jour et pendant la
nuit, comme aussi de les laver, de les nettoyer, et de
les désinfecter par le moyen des procédés qui conviennent à la nature des émanations qu'ils renferment. Le
régime qui leur convient doit être assez nourrissant; ils
peuvent user modérément des stimulants, mais ils doivent avec le plus grand soin *éviter les excès* qui épuisent ou qui énervent les forces; car, en *affaiblissant leur
résistance vitale, ils s'exposent à subir facilement l'action
délétère des émanations auxquelles ils sont soumis.*

4° *Professions qui exposent au froid et à l'humidité.*

94. Ces professions sont exercées par les bateliers,
les pêcheurs, les marins, les tanneurs, les blanchis-
seuses et les lessivières. Elles sont très-pénibles, surtout
pendant l'hiver, et elles exigent une grande force de résistance vitale. Aussi les individus qui peuvent s'y accoutumer sont-ils doués tous d'une constitution des plus

vigoureuses. Cependant elles les exposent à une foule
de maladies, qui résultent presque toujours de la suppression de la transpiration et des écarts de régime auxquels ces hommes s'abandonnent souvent. Aussi c'est
dans ces professions qu'on rencontre le plus d'hommes
faisant abus des liqueurs fortes.

Conseils. — Ceux qui exercent ces professions doivent s'entourer de précautions afin de mouiller le moins
possible leurs vêtements, et comme ils ne sont pas ordinairement à portée de changer de linge lorsqu'ils sont
mouillés, il leur serait très-avantageux de porter sur la
peau des chemises de laine lorsqu'ils sont soumis à
l'action prolongée de l'humidité. C'est ainsi qu'en usent
les marins et les pêcheurs, et ils doivent à cette précaution l'avantage précieux de ne pas éprouver de refroidissement, lors même qu'ils resteraient mouillés pendant vingt-quatre heures, pourvu qu'ils agissent; car,
comme nous l'avons vu, les tissus de laine sont mauvais
conducteurs du calorique, même lorsqu'ils sont mouillés
(88). Dans tous les cas, l'homme dont les vêtements
sont mouillés doit, s'il n'est pas à portée d'en changer,
s'agiter continuellement, afin de développer le plus
possible de calorique vital, et par conséquent d'éviter
le refroidissement. C'est dans ces cas que l'homme doit
user des stimulants alcooliques pour favoriser et soutenir une réaction devenue nécessaire.

Les hommes qui exercent ces professions ont besoin,
surtout pendant l'hiver, d'une nourriture très-forte et
même réfractaire à l'action de l'estomac. Ainsi, les
viandes fortes, les salaisons et même les épices sont
parfaitement indiquées pour soutenir l'exercice de ces
professions pénibles, et ils doivent, dans cette saison,
user tous les jours d'une certaine dose de stimulant alcoolique, afin de neutraliser l'action débilitante du froid.

5° *Professions sédentaires qui n'exercent que l'intelligence.*

95. Dans cette série nous plaçons les hommes livrés au travail de bureau et de cabinet; ce sont : les copistes, les publicistes et les hommes de lettres. Ces hommes sont, en général, soumis à une inaction prolongée qui est un état opposé aux conditions de la santé; car, sous son influence, toutes les fonctions languissent et même elles se pervertissent : la circulation se ralentit, la respiration diminue d'énergie et d'étendue ; l'appétit devient moins vif, les digestions sont lentes et laborieuses, la constipation s'établit; la nutrition languit, et le sang, incomplétement réparé et révivifié, perd une partie de son stimulus naturel : aussi tous les organes tombent-ils peu à peu dans l'atonie et le système nerveux devient prédominant. C'est pourquoi la plupart des hommes d'étude sont doués d'un tempérament nerveux et sont, par conséquent, sujets aux maladies qui se rattachent à cette forme de tempérament; telles sont les névralgies, les spasmes, et en particulier l'hypocondrie; tandis que les copistes et les hommes de bureau sont plus sujets aux congestions sanguines et humorales.

CONSEILS AUX HOMMES D'ÉTUDE.

96. L'étude est à l'intelligence ce que le travail manuel est au corps; elle devient un besoin pour l'homme qui en a contracté l'habitude ; cependant, il ne faut pas oublier que *le repos est aussi nécessaire à l'esprit qu'il l'est au corps.* La contention d'esprit trop longtemps soutenue et surtout trop répétée conduit assez souvent à l'aliénation et à la démence; il faut détendre l'arc si

l'on ne veut pas qu'il se brise. Le cerveau, semblable à tous les autres organes, possède une somme de force vitale qu'il ne faut pas épuiser ; car, à force d'être stimulé, excité et mis en action, ses fonctions finissent par se pervertir, et il tombe du désordre dans l'atonie ou la faiblesse. Aussi, les hommes qui se livrent aux travaux d'étude et de cabinet doivent-ils observer la plus grande régularité possible sous le rapport de l'hygiène. Ainsi le temps de l'étude, celui de la distraction, de l'exercice, des repas et du sommeil doivent être observés de manière à favoriser l'action régulière de toutes les fonctions organiques.

L'exercice qui convient aux hommes d'étude, c'est la marche ou les promenades à pied dans la campagne, l'horticulture, l'arboriculture et quelques petits travaux de jardinage. Ils doivent éviter la fatigue du corps, car *celui qui fatigue à la fois le corps et l'esprit dépense beaucoup de vitalité, et il s'use vite.* Voilà pourquoi la profession médicale est si pénible, et pourquoi son exercice permet rarement à ceux qui l'ont embrassée de pousser une longue carrière [1].

Le *régime* qui convient aux hommes de bureau et de cabinet doit être composé d'aliments d'une digestion facile et dont le mode de préparation est le plus simple. Ils doivent *éviter les viandes fortes* et surtout celles qui sont très-animalisées, ou qui sont échauffantes (100), ainsi que les salaisons, les épices et la pâtisserie ; les légumes venteux et farineux leur conviennent peu ; en un mot, ils doivent s'abstenir de tous les aliments dont la digestion veut être favorisée par l'exercice, telles que la chair de porc, les salaisons et les légumes venteux.

---

[1] Des relevés statistiques ont prouvé que les médecins arrivent rarement à soixante-dix ans, et que la plupart succombent avant soixante ans.

Leur boisson doit être légèrement stimulante ; l'eau vineuse leur convient parfaitement, parce qu'elle est très-amie de l'estomac.

Il n'est rien de plus important, pour les personnes qui exercent des professions sédentaires, que de *régulariser les évacuations* ; dans ce but elles doivent se présenter à la garde-robe tous les jours, soit le matin au lever, soit après le déjeuner ; c'est souvent le moyen pour elles d'éviter une foule de maladies qui se rattachent à la constipation (107). Elles doivent aussi favoriser les fonctions de la peau par le moyen des flanelles, des vêtements chauds, des soins de propreté, des frictions et des bains.

Il faut en général *éviter le travail intellectuel après le repas,* surtout lorsque l'estomac fonctionne mal, et, dans ce cas, pour favoriser la digestion, il est très-avantageux de faire une promenade après le repas ; le travail intellectuel nuit presque toujours au travail de l'estomac, et réciproquement, la digestion nuit au développement de la pensée ; car *la force vitale* qui préside à l'un comme à l'autre *ne peut se concentrer* également *sur deux points à la fois.* Il y en a toujours un qui absorbe l'autre, c'est une loi de l'organisation.

L'usage du *café,* pris avec modération et additionné d'une petite quantité de bonne eau-de-vie, est très-utile aux hommes d'étude, car il est le stimulant le plus naturel de l'organe de la pensée, et il favorise singulièrement la conception et le développement des idées : aussi l'a-t-on appelé avec raison la *boisson intellectuelle.* D'ailleurs, il active la circulation et accroît l'énergie des fonctions vitales ; mais, pour en obtenir de bons effets, il faut se garder d'en user tous les jours ; car, par l'habitude, il ne produit plus l'effet qu'on en attend : aussi, l'homme sage qui connaît les lois de l'organisme n'en

use que dans les cas où il a besoin d'activer le travail
de la pensée, et sous cette heureuse influence il voit
s'accroître et se perfectionner les facultés de son intelligence.

Enfin, les hommes d'étude doivent *accorder au sommeil le temps nécessaire à la réparation des forces*, et
surtout ne pas pousser les veilles trop avant dans la
nuit, car c'est principalement pendant le sommeil que
le cerveau répare ses forces, et la preuve, c'est que le
travail intellectuel du matin est presque toujours supérieur à celui des autres parties de la journée.

QUATRIÈME SECTION.

BESOINS ORGANIQUES.

Comme besoins organiques, nous avons à étudier :
1° la veille et le sommeil ; 2° la faim et la soif, auxquelles se rattachent les aliments, les boissons et le
régime ; 3° les besoins d'excrétion, qui comprennent
la défécation, l'émission de l'urine et le mariage.

LA VEILLE ET LE SOMMEIL.

97. Il est inutile de définir ces deux états opposés ;
ce qu'il importe de savoir sous le rapport de l'hygiène,
c'est leur influence sur la santé. *Pendant la veille,
l'homme met en exercice ses facultés et il dépense ses
forces ; pendant le sommeil, il se repose et il les répare.*
La veille comme le sommeil sont l'un et l'autre un besoin de l'organisation, et ils sont aussi utiles l'un que
l'autre à l'entretien de la santé.

Il est peu de besoins aussi impérieux que celui du
sommeil, et on pourrait dire que la volonté la plus
énergique ne suffit pas pour s'y soustraire : c'est ainsi

que l'homme engourdi par le froid succombe au sommeil quelle que soit la volonté qu'il oppose, et l'on a vu des malheureux soumis à la question s'endormir au milieu des tortures.

L'homme qui dépense beaucoup de forces pendant la veille éprouve le besoin de prendre un plus long repos et de dormir plus longtemps. Cependant, pour les cas ordinaires, *six à sept heures* de sommeil suffisent à la réparation des forces dans l'état de santé. Mais les *personnes débiles* et les jeunes enfants *ont besoin de dormir plus souvent*. Il en est de même des vieillards et des convalescents, *parce qu'ils réparent difficilement leurs forces*.

Dormir après le repas, faire ce qu'on appelle la *méridienne* est une nécessité, un *besoin dans les climats chauds*, et même dans nos climats tempérés, pour les personnes qui en ont contracté l'habitude, et, sous ce rapport, on peut dire qu'elle est une seconde nature et que dans ce cas la digestion s'opère aussi bien que pendant la veille. Mais chez ceux qui n'y sont pas habitués, le sommeil après le repas trouble assez souvent la digestion et il est fréquemment un signe précurseur des congestions cérébrales.

Les gens de la campagne ont souvent l'habitude de *dormir sur la terre nue* pendant la chaleur du jour, *rien n'est plus dangereux* ; ainsi, dormir au soleil, c'est favoriser les congestions et les érysipèles ; à l'ombre, c'est le moyen de gagner pour l'avenir des rhumatismes dont on ne peut plus se débarrasser. Pendant la nuit, dormir à la belle étoile est toujours une chose pernicieuse pour la santé.

Les veilles prolongées, comme le sommeil prolongé beaucoup au delà des règles ordinaires de l'hygiène, sont également nuisibles à la santé ; les premières épuisent la force vitale, tandis que le sommeil porté à l'excès débilite l'organisme. Il émousse la sensibilité, il diminue l'activité de toutes les fonctions organiques et il abaisse notablement les facultés de l'intelligence, et en particulier la mémoire.

Dans l'ordre de la nature, la nuit est destinée au repos et au sommeil, et ceux qui, pour satisfaire aux exigences du grand monde, ou ceux qui sont forcés par leur position précaire de faire du jour la nuit et de la nuit le jour, ne s'écartent pas longtemps impunément des lois de la vie, *car les veilles de nuit usent rapidement les forces et provoquent des lésions organiques qui abrégent souvent de plus de moitié la durée de l'existence.* Le sommeil de la nuit est calme et réparateur. Celui du jour est lourd, pénible et fatigant. C'est au réveil qu'on en trouve la différence.

Pendant le sommeil, la meilleure position du corps est de se coucher sur un plan légèrement incliné, de la tête au bas des reins, fait avec des oreillers placés sous la tête. Le corps placé sur le côté droit et les membres inférieurs dans la demi-flexion. Cette position favorise le passage des aliments de l'estomac dans l'intestin et rend le sommeil plus tranquille. Il faut en outre que l'air circule librement autour du lit et, si la chambre est petite, il faut laisser l'air de la pièce voisine communiquer avec celui de la chambre à coucher. Rien n'est plus contraire aux règles de l'hygiène que de laisser l'air extérieur pénétrer par la fenêtre, c'est le moyen assuré de gagner des fluxions catarrhales et des douleurs rhumatismales. Combien de gens, après avoir fait cette imprudence, se lèvent avec un mal de gorge ou avec un torticolis !

LA FAIM ET LA SOIF.

98. La *faim* est un besoin organique ressenti par l'estomac. Elle résulte de la vacuité de cet organe. Elle a sa source dans le besoin de réparation générale ressenti par tous les organes, et son siége à l'orifice supérieur de l'estomac. Ce sentiment instinctif, naturel à l'homme en santé, lui indique la nécessité de réparer ses forces par l'usage régulier et convenable des aliments et des boissons. Il constitue la *faim naturelle*.

Mais lorsque ce sentiment est provoqué par la vue d'un mets attrayant, lorsque l'estomac déjà satisfait n'éprouve pas le besoin naturel, il est alors l'effet de la sensualité ; il a son point de départ dans le cerveau. Cette faim est factice, *non naturelle*. Elle porte à la gourmandise ; c'est nuire à la santé que de la satisfaire. Enfin, le sentiment de la faim peut avoir son point de départ dans l'estomac, indépendamment de son état de vacuité, sous l'influence d'un état nerveux de cet organe. Il se manifeste souvent, même immédiatement après le repas, lorsque le besoin réel est satisfait. Cette *faim est morbide*. On doit encore bien se garder de la satisfaire. Il faut même dans ce cas consulter un médecin.

Dans l'ordre de la santé, le besoin naturel ou *la faim ne se fait sentir qu'à des intervalles réguliers;* de là est venue l'habitude de régler les repas. Cet intervalle dépend du temps que l'estomac met à accomplir la digestion. Pour les repas ordinaires, il lui faut cinq à six heures, et pour les repas légers, il lui faut moins de temps. Aussi les personnes qui mangent peu à la fois doivent-elles prendre plus souvent l'aliment; il en est de même des enfants, qui digèrent très-promptement.

Trois à quatre heures d'intervalle suffisent en général
pour ces personnes,

Autant que possible, il ne faut *jamais négliger de satisfaire ce besoin naturel lorsqu'il se fait sentir ;* car, par
cette négligence, on ouvre la porte à une foule de maladies qui viendront plus tard assiéger l'existence, et
dont il ne sera presque plus possible de se débarrasser.
Car il est trop vrai qu'un estomac perverti et délabré
ne se rétablit presque jamais parfaitement, et nous verrons dans la seconde partie de cet ouvrage que la plupart des maladies de cet organe reconnaissent cette
cause.

Afin de faire comprendre à nos lecteurs l'importance
du précepte que nous venons de donner, nous allons
entrer à cet égard dans quelques développements. Lorsque le besoin de réparation se fait sentir par l'effet de la
vacuité de l'estomac, on éprouve le sentiment de la
faim. C'est un avis de la nature conservatrice qu'il faut
écouter et suivre. Si, au contraire, on remet à le satisfaire beaucoup plus tard, la faim se passe après un
temps assez court, et alors on ne pense plus à manger.
Une heure s'écoule, puis deux heures, trois heures
même se passent et la faim ne revient pas. Le sentiment
qui vient la remplacer est une débilité dont on ne se
rend pas compte parce que ce n'est pas la faim, mais
c'est le sentiment du besoin naturel déjà perverti ; on
mange alors, mais sans appétit, les aliments ne flattent
pas le goût et on est bientôt rassasié.

Lorsque l'estomac a ainsi souffert, il n'est pas apte à
faire une bonne digestion, et l'on éprouve pendant qu'elle
s'opère un sentiment de plénitude et d'embarras à l'estomac; il se dégage des gaz qui s'échappent sous forme
d'éructations et de borborygmes, il survient des rapports et des régurgitations. Ce malaise dure autant

que la digestion met de temps à s'accomplir, et c'est
souvent pendant trois ou quatre heures ; puis, peu à
peu, tout rentre dans le calme. D'autres fois, surtout
si l'abstinence a été très-prolongée, il survient une
véritable indigestion et l'estomac rejette l'aliment qu'il
ne peut élaborer.

Pour peu que cette négligence ou cet écart de régime
se reproduise souvent, le sentiment naturel de la faim
cesse de se faire sentir, et le besoin de la réparation générale ne se traduit plus que par la souffrance. Le malade ressent à l'estomac une faiblesse et une débilité
dont il ne se rend pas compte. D'autres fois ce sont des
tiraillements et une douleur qui remplace la faim. Par
cette cause l'appétit est éteint et les malades prennent
de moins en moins l'aliment qui les fait souffrir ; la
fonction digestive se pervertit de plus en plus et elle
finit par produire à son tour la lésion organique.

99. La *soif* est un besoin organique qui a son
siége au pharynx et dans la cavité de la bouche. Il résulte, d'une part, de la nécessité, pour l'accomplissement de la digestion, de délayer les aliments solides
ingérés dans l'estomac, et de l'autre, du besoin de réparer la partie séreuse ou fluide du sang qui s'échappe
sans cesse par la transpiration.

Le sentiment de la soif est naturel lorsqu'il provient
de ces deux causes ; mais lorsqu'il est le résultat d'une
excitation produite sur la membrane muqueuse de la
bouche ou du pharynx par l'usage de substances irri-
tantes, telles que les boissons alcooliques, les salaisons
et les épices, dans ce cas, la soif est factice, elle n'est
pas naturelle, et l'on est cependant obligé de la satisfaire ; mais elle conduit facilement l'homme à l'abus des
boissons fermentées.

Le sentiment instinctif que produit la soif n'est point,

comme celui de la faim, susceptible d'être perverti par la négligence qu'on met à le satisfaire, car il est beaucoup plus impérieux *et l'homme ne peut y résister longtemps sans danger pour sa vie.* Le premier effet de la soif, c'est de produire d'abord la diminution, puis la suspension des sécrétions muqueuse et salivaire. Aussi bientôt la bouche et le pharynx se dessèchent et s'enduisent d'une couche épaisse de mucus concrété; les mouvements de la langue deviennent difficiles et la parole est embarrassée. Puis il survient une inflammation de la membrane muqueuse qui tapisse la bouche et le pharynx. La fièvre s'allume et le malade périt vers le cinquième ou le sixième jour dans les tortures affreuses de l'hydrophobie [1].

La soif est encore le résultat de plusieurs maladies : ainsi elle accompagne presque constamment la fièvre. Elle est un symptôme de l'hydropisie; elle est entretenue par le diabète, etc. Dans tous les cas, elle se rattache à un état de maladie, elle ne doit pas nous occuper. Nous allons passer à l'étude des aliments et des boissons considérés sous le rapport de leur nature et de leurs effets sur l'organisme, puis nous nous occuperons des règles d'après lesquelles l'homme doit en user par rapport à sa santé.

[1] Il ne faut pas confondre ici l'hydrophobie avec la rage. L'horreur que les malades éprouvent pour les liquides vient de l'impossibilité où ils sont d'avaler, à cause de la violente inflammation dont le pharynx est le siége. Il n'y a pas de virus, tandis que dans la rage il existe un virus spécifique qui se transmet par inoculation.

ALIMENTS.

100. On entend par aliment toute substance alibile renfermant des principes nutritifs propres à réparer les pertes incessantes de l'organisme et à entretenir la vie. Ils sont par conséquent destinés à la nutrition des organes, à leur accroissement et à la réparation des forces (10).

On a divisé les substances alimentaires en plusieurs classes d'après leurs qualités nutritives et leur nature. Nous avons adopté celle qui va suivre, parce qu'elle nous a paru conforme à l'hygiène et qu'elle se rapporte assez bien aux besoins de l'organisme.

1° *Substances* renfermant comme *principe alimentaire* la *fécule* unie à une certaine quantité de *gluten* : telles sont les céréales et, en particulier, le froment ;

2° *Substances* dont la partie nutritive se compose de la *fibrine* et de la *gélatine,* ce sont la chair des animaux à sang rouge et chaud ;

3° *Substances végétales* divisées en deux ordres : le premier comprend celles qui ont la *fécule* pour base, pois, fèves, haricots, pommes de terre. Le second se compose des végétaux *herbacés* ou des plantes potagères.

4° *Substances mixtes.* Dans cette classe rentrent toutes celles qui tiennent le milieu, par leurs qualités nutritives, entre la viande et les végétaux. Ce sont, d'après leur puissance nutritive, les œufs, les poissons, le lait et ses produits.

5° *Substances végétales* ayant pour base un *principe mucoso-sucré,* souvent acidulé : ce sont les fruits et les préparations culinaires qui en proviennent, les confitures et les compotes. Ces substances sont peu nutritives; elles sont rafraîchissantes et humectantes.

Ire Classe. — *Fécule unie au gluten.*

Ces deux substances se trouvent réunies dans la plupart des grains qui servent à l'alimentation de l'homme, mais, de tous ces grains, c'est le blé ou froment qui les contient dans les proportions les plus convenables pour que sa farine se prête facilement à la panification. Le *pain* qu'elle fournit est *l'aliment le plus essentiel* et aussi le plus répandu pour servir à la nourriture de l'homme, chez presque tous les peuples civilisés. Il n'est pas toujours de bonne qualité ni facile à digérer. Le meilleur est blanc, léger, poreux, assez cuit et agréable au goût. Lorsqu'il est bis et de mauvais goût, c'est qu'il est fait avec des farines mélangées ou avariées; lorsqu'il est mou et collant, c'est qu'il renferme trop d'eau ou qu'il n'est pas assez cuit; lorsqu'il est compacte et dur, il n'est pas assez levé; enfin, lorsqu'il pâte dans la bouche ou qu'il craque sous les dents, c'est qu'il renferme des substances étrangères à la farine. Il ne doit jamais être mangé chaud, car il se digère mal; il peut même alors occasionner des accidents graves d'indigestion. Il doit être rassis, c'est-à-dire cuit de la veille ou du matin pour le soir.

La plupart des préparations alimentaires que l'on fait avec les farines diverses, telles que le vermicelle, les fécules ou potages au tapioca, à la semoule ou au sagou, etc., conviennent parfaitement aux personnes qui ont l'estomac faible et aux convalescents. Tandis que les gâteaux, les tourtes et les pâtés sont en général très-

12

nuisibles à ces mêmes personnes, et ils sont souvent funestes aux convalescents.

IIe Classe. — *Fibrine et gélatine.*

Ces deux principes alimentaires forment la base de la chair des animaux à sang rouge et chaud, mais toutes les viandes ne présentent pas les mêmes qualités nutritives ; on peut les diviser en quatre catégories.

1° *Chair des jeunes animaux non sevrés.* — Ce sont le veau, l'agneau et le chevreau : on peut placer sur la même ligne les viandes blanches, telles que la chair de lapin et de poulet, etc. Toutes ces viandes contiennent beaucoup moins de fibrine que de gélatine, elles *sont aussi beaucoup moins nourrissantes* que celles des animaux adultes de leur espèce ; elles *sont très-faciles à digérer*, pourvu qu'elles aient été soumises à un degré de cuisson suffisant : elles conviennent parfaitement aux enfants et aux personnes habituellement valétudinaires ou qui ont l'estomac faible. Cependant la chair de lapin est assez souvent mal digérée par les personnes dont l'estomac est délicat et surtout par les convalescents, aussi doivent-ils s'en abstenir ; le poulet et le veau leur conviennent parfaitement.

2° *Chair des animaux adultes.* — Ce sont les viandes rouges, principalement celle de bœuf et de mouton. Ces viandes renferment beaucoup de fibrine ; elles *sont très-nourrissantes* et conviennent parfaitement pour réparer les forces ; elles sont d'ailleurs d'une digestion facile, et il est peu de personnes qui ne puissent en faire habituellement usage dans les conditions ordinaires de la santé ; elles *sont stimulantes* par la présence du principe azoté qu'elles renferment, connu sous le nom d'osmazôme; elles soutiennent parfaitement le ton de l'estomac.

3° *Chair de porc.* — Cette viande, qu'elle soit fraîche ou salée, est très-nourrissante, mais elle est *très-ré-fractaire à l'action de l'estomac.* Aussi les personnes faibles, les vieillards et les valétudinaires, celles qui mènent une vie sédentaire, doivent-ils s'en interdire l'usage; tandis qu'au contraire elle est parfaitement assimilée par les personnes robustes livrées aux travaux de la campagne ou soumises à un travail pénible; elle est très-propre à soutenir leurs forces. La chair de porc de lait est principalement composée de gélatine; elle est très-pesante et d'une digestion très-difficile; il faut en manger peu; elle se digère mieux froide que chaude.

4° *Chair de gibier.* — Ces viandes sont de toutes *les plus nutritives,* parce qu'elles sont, de toutes, *les plus animalisées,* et cela à cause de la grande quantité de principes azotés qu'elles renferment. Mais pour être plus facilement digérées, il faut qu'elles aient été ramollies par un commencement de décomposition; on dit alors qu'elles sont *faisandées.* Jamais ces substances ne doivent faire la base d'un régime alimentaire, même pour les personnes robustes, *parce qu'elles sont très-échauffantes et qu'elles fatiguent beaucoup l'estomac.* D'ailleurs elles introduisent dans le sang des principes chauds et fermentescibles capables de produire la fièvre, et elles conduisent facilement ceux qui en abusent à la pléthore.

IIIe CLASSE. — *Substances végétales alimentaires.*

Ces substances se divisent en deux ordres: végétaux féculents, végétaux herbacés.

1° *Végétaux féculents.* — Ce sont les pois , les fèves , les haricots , les pommes de terre. Ils sont *moins nourrissants que le pain,* parce qu'ils ne renferment pas de gluten, principe azoté. On les mange verts ou secs ; sous ce dernier état ils sont flatulents, et par conséquent moins faciles à digérer. Ils passent facilement à l'acescence, c'est-à-dire qu'ils occasionnent des aigreurs dans des estomacs délicats et mal disposés. Aussi les personnes sédentaires et débiles doivent-elles s'en abstenir absolument, surtout à l'état sec et lorsqu'elles les digèrent mal ; tandis qu'ils conviennent parfaitement aux individus robustes et doués d'un bon estomac. On sait qu'ils forment la principale nouriture des habitants de la campagne. La *pomme de terre* seule est *légère et très-saine ;* elle n'occasionne pas d'aigreurs, mais elle est moins nourrissante que les autres végétaux féculents.

2° *Végétaux herbacés.* — Ce sont les plantes potagères. Il y en a qui se mangent après cuisson, à l'aide d'assaisonnement, et d'autres qui se mangent en vert, comme les salades. En général, les plantes potagères renferment beaucoup moins de substances nutritives que les végétaux féculents ; aussi elles conviennent surtout aux personnes qui sont sous l'influence d'un état pléthorique, pourvu qu'elles soient bien digérées. La plupart des *plantes potagères ,* principalement celles qui subissent la cuisson, *sont flatulentes* et elles *se digèrent mal* dans des estomacs paresseux ; elles forment la transition ménagée sous le rapport de leurs qualités nutritives avec la cinquième classe, qui se compose des fruits.

IVe Classe. — *Substances mixtes.*

Nous plaçons dans cette division les œufs, le poisson , le lait et ses produits. Toutes ces substances alimentaires, par leurs propriétés nutritives, *prennent le milieu entre les viandes et les légumes*. Elles doivent entrer pour environ la moitié dans un régime bien dirigé.

1° *OEufs*. — Ils constituent un *aliment très-nourrissant* et très-convenable. Ils *se digèrent très-bien*, même dans des estomacs délicats lorsqu'ils ont subi un degré de coction suffisant pour que le blanc soit à moitié pris, car cette partie de l'œuf composée d'albumine, lorsqu'elle est incuite ou durcie, est également réfractaire à l'action de l'estomac. Ainsi soumis à l'action de l'eau bouillante pendant trois à quatre minutes, ils conviennent parfaitement aux personnes valétudinaires, aux infirmes, comme aussi aux enfants et aux convalescents; on doit les choisir le plus frais possible. Sous les autres modes de préparation culinaire ils sont, en général, moins facilement assimilables.

2° *Poissons*. — Sous le rapport de leurs qualités digestibles les poissons ont été divisés en deux catégories :

1° *Poissons légers*. — Ce sont ceux qui ont une chair molle et d'une saveur agréable. Ils habitent les eaux pures et coulantes, parmi les sables et les cailloux, dans les rivières, dans les fleuves et sur les rivages de la mer; ces poissons sont tendres, légers, *d'une digestion facile*. Ils conviennent aux personnes dont l'estomac est faible, aux valétudinaires, aux vieillards et aux convalescents. Parmi les poissons de rivière, nous avons le saumon, l'alose, la truite, etc. Parmi les poissons de mer nous avons le merlan, la sole, la limande, la barbue, le turbot, l'éperlan, etc. Enfin, parmi les coquillages, l'huître seulement.

2° *Poissons limoneux*. — Ces poissons ont la chair ferme, ils sont gros et visqueux; ils vivent à peu près continuellement dans le limon des rivières, des étangs et dans les eaux stagnantes. Ils *se digèrent moins facilement que les précédents ;* ils conviennent par conséquent aux personnes qui ont un bon estomac et qui peuvent favoriser la digestion par l'exercice. Les poissons d'eau douce de cette catégorie sont : l'anguille, le brochet, la carpe, le goujon, la loche, la lamproie et la tanche ; ceux de mer sont : le hareng, le thon, la raie, le rouget, le maquereau, et parmi les crustacés, le crabe, la chevrette ou crevette, la moule et le homard. Les *poissons salés* forment une classe à part qui *ne convient qu'aux personnes robustes* qui font beaucoup d'exercice.

3° *Lait et ses produits.* — Le lait est un *aliment léger*, qui ne convient qu'aux jeunes enfants comme base de la nourriture. Cependant il est un *excellent auxiliaire dans le régime des personnes sédentaires* et livrées aux travaux de cabinet, comme aussi aux valétudinaires et aux convalescents, pourvu qu'il soit bien digéré. En général, il ne passe pas bien chez les personnes qui ont la langue chargée ou recouverte d'un enduit d'un blanc sale ; il faut s'en abstenir, surtout s'il occasionne des renvois surs ou des aigreurs, parce que dans ce cas, il passe à l'acescence, il débilite l'estomac et le jette dans l'atonie. Seul il est insuffisant pour relever les forces des personnes exténuées ou des convalescents; il est contre-indiqué par la fièvre. Continué pendant longtemps comme aliment principal, il produit ou entretient l'appauvrissement du sang, surtout si l'on suit à la fois un régime végétal et lacté; en général, il passe mieux lorsqu'il est bouilli et sucré.

Le *fromage* est le seul produit du lait qui puisse être considéré comme aliment, car la crème et le beurre ne sont que des assaisonnements. Il est, comme on le sait, le produit du caséum; mangé *frais, il se digère bien* et on peut sans inconvénient faire un repas entier avec cette substance; lorsqu'il est *passé ou fermenté*, il est *utile;* à la fin d'un repas, il agit *comme stimulant* et il *facilite la digestion;* mais il ne faut en user qu'en petite quantité, car il est, en général, d'une digestion assez difficile, et il est très-échauffant à cause de la quantité d'azote qu'il renferme.

Ve CLASSE. — *Les fruits.*

D'après leur nature on peut les diviser ainsi :

1° *Fruits acidules.* — Ce sont ceux qui mûrissent pendant l'été et dans les climats chauds. Ils sont *rafraîchissants*, tempérants et relâchants; ils apaisent la soif, tempèrent la chaleur du sang et, par conséquent, ils sont *sédatifs*. En général, ils renferment une certaine quantité de matière sucrée qui les rend légèrement nourrissants, l'abus seul les rend nuisibles à la santé. Pour en retirer les avantages qu'ils peuvent procurer, il faut les choisir bien mûrs et n'en manger qu'une petite quantité à la fois; car, si l'on en abuse, ils causent la diarrhée, les coliques, et quelquefois même la dyssenterie.

2° *Fruits doux.* — Ils contiennent beaucoup de principe sucré, ils sont *plus nourrissants* que les précédents et ils sont également *tempérants*, ce sont : les fraises, les abricots, les pêches, les prunes, les poires d'espalier et autres poires fondantes, certaines espèces de pommes, les melons, les figues, les raisins, les framboises.

3° *Fruits acerbes.* — Ces fruits sont âpres à la bouche, à cause de la quantité de tanin qu'ils renferment. Ce sont : les coings, les nèfles, les figues, les olives vertes, certaines espèces de poires. Plusieurs sont *très-bons lorsqu'ils ont subi un degré de cuisson convenable*, ou bien lorsqu'ils sont réduits en compote, car alors le principe acerbe est en partie détruit par la coction et par la présence du sucre. Il est peu de personnes qui ne puissent les digérer sous cette forme.

BOISSONS.

101. Les boissons sont des liquides qui, introduits dans l'estomac, sont destinés à favoriser la digestion et à réparer la perte des fluides du sang.

Elles peuvent être divisées, d'après leur nature et leurs effets, en trois classes : naturelle, simples et fermentées.

Ire CLASSE. — *Boisson naturelle.*

La seule boisson naturelle, c'est l'*eau*. Généralement répandue dans la nature, elle fut la première dont l'homme fit usage, et pendant longtemps elle a suffi à ses besoins. De nos jours, l'eau pure peut encore remplacer toutes les autres boissons, et aucune ne peut la remplacer pour les besoins ordinaires de la vie. Elle fait d'ailleurs la base de toutes les autres.

Ainsi elle étanche parfaitement la soif, humecte et rafraîchit directement les organes qu'elle touche, produit rapidement une fraîcheur et un bien-être général. Elle délaye les aliments, facilite la digestion et répare parfaitement la perte des fluides du sang.

Pour être *potable* l'eau doit contenir de l'air; elle doit être fraîche, limpide et d'une saveur agréable. L'eau de rivière qui coule avant de traverser les villes est la plus potable de toutes. Ensuite ce sont les eaux de source qui parcourent un long espace, pourvu qu'elles

ne contiennent qu'une petite quantité de sels en dissolution; puis après ce sont les eaux de pluie, lorsqu'elles sont convenablement recueillies et conservées
fraîchement; tandis que les eaux de source qui traver-
sent un terrain calcaire sont trop chargées de sels et
ne sont pas potables; il en est de même des eaux de
puits et des eaux stagnantes. En général, l'eau n'est
pas potable lorsqu'elle a un mauvais goût, qu'elle est
trouble, qu'elle ne dissout pas bien le savon, et qu'elle
ne cuit pas bien les légumes.

L'eau pure et simple est la boisson la plus naturelle
à l'homme, elle est aussi *la plus salutaire pour sa santé.*
L'usage des boissons fermentées qui s'est introduit chez
tous les peuples depuis un temps immémorial est le résultat d'un besoin factice enfanté par la civilisation, et
il est devenu une nécessité par le pouvoir de l'habitude.

Nous posons en fait que si un enfant est élevé au
milieu de conditions hygiéniques propres à développer
à la fois son tempérament et sa constitution et qu'il soit
soumis dès son enfance à ne boire que de l'eau, il jouira
d'une santé parfaite et prendra même un développement
physique plus complet que celui qui fait usage des boissons fermentées, et lorsqu'il aura franchi la puberté, si
par une conduite régulière et sage il a le bonheur de
conserver sa santé, il sera plus assuré d'éviter les maladies et d'atteindre une grande longévité que ceux qui
usent tous les jours de boissons stimulantes. Il est pro-
bable que l'usage de l'eau comme boisson habituelle et
la sobriété des hommes dans les premiers siècles du
monde n'étaient pas étrangères à l'extrême durée de la
vie dans ces temps reculés; ce n'est en effet que depuis
le déluge, époque à laquelle l'homme a fait usage des
boissons fermentées, que la vie a commencé à décroître.

On n'objectera pas, sans doute, que les boissons

fermentées sont indiquées par le besoin que l'homme éprouve de soutenir et de réparer ses forces ; car les boissons fermentées ne donnent jamais une force réelle, mais une excitation factice qui use plus ou moins promptement la vie. D'ailleurs les animaux carnassiers et ceux dont la force musculaire est la plus développée dans l'état de domesticité boivent-ils autre chose que de l'eau !

IIᵉ CLASSE. — *Boissons simples, acidulées, non fermentées.*

Les boissons simples sont ou acidulées ou sucrées, telles que l'eau sucrée, l'eau miellée, la limonade, l'orangeade, l'eau de groseilles, d'épine-vinette, et les solutions de sirops dans l'eau. Toutes ces boissons sont *rafraîchissantes et très-désaltérantes.* Elles sont parfaitement conformes aux besoins de l'organisme pendant les grandes chaleurs, parce qu'elles réparent très-bien les pertes abondantes qui se font par la transpiration ; d'ailleurs ce sont les seules que l'homme puisse prendre en grande abondance sans déranger l'harmonie de ses fonctions. Cependant si l'on continuait pendant trop longtemps sans interruption l'usage des boissons acidulées, elles fatigueraient l'estomac et elles troubleraient ses fonctions, surtout si elles étaient trop fortement acidulées.

IIIᵉ CLASSE. — *Boissons fermentées.*

Sous le nom de boissons fermentées on comprend toutes celles qui sont préparées avec le jus exprimé des fruits doux et sucrés, lorsque ce jus a subi une opération naturelle, connue sous le nom de *fermentation alcoolique,* par l'effet de laquelle le principe sucré se transforme en alcool.

Toutes ces boissons renferment comme principes constituants : 1° de l'*eau* comme base, et en très-grande proportion; 2° de l'*alcool*, dans des proportions relatives à la quantité de principe mucoso-sucré qu'elles contenaient et en raison du degré de la fermentation qui s'est opérée; 3° différents *acides* en proportion du degré de la fermentation acétique, qui suit le complément de la fermentation alcoolique, car lorsque le principe sucré est épuisé, l'alcool commence alors à se transformer en acide; 4° différents *principes extractifs*, comme des tartrates, du tanin, de la matière colorante, etc. Les principales boissons fermentées sont : le vin, le cidre et la bière.

Le vin.

On sait que le vin est le produit de la fermentation alcoolique du jus exprimé des raisins. On peut diviser tous les vins en cinq catégories.

1° *Vins généreux.* — Ces vins sont très-chargés d'alcool, ils en renferment environ quinze à vingt parties sur cent. Ce sont ceux du midi de la France, de l'Espagne, de l'Italie, des îles Grecques et des îles Canaries. Les vins blancs et liquoreux sont en général très-généreux. Tous ces vins sont *très-stimulants;* on ne doit en user qu'en petite quantité et seulement à la fin d'un repas copieux, pour favoriser la digestion. Lorsqu'ils sont pris en certaine quantité, ils occasionnent facilement l'ivresse; ils rendent la digestion pénible et provoquent des rapports brûlants.

2° *Vins forts.* — Ces vins sont très-chargés de matière colorante et de tartrates. Plusieurs sont aussi très-alcooliques et contiennent de douze à quinze parties pour cent d'alcool. Beaucoup de ces vins possèdent un arome particulier que l'on désigne sous le nom de *bouquet* et qu'ils tiennent du sol. Ils sont *pleins et forts à la bouche.* Ces vins *sont toniques* et même nourrissants. Ce sont les *vins de Bourgogne.* Les meilleurs sont ceux de Beaune, de Nuits, de Pomard, et quelques vins de la Champagne qu'on ne fait pas mousser. Comme les précédents, ces vins ne doivent être pris qu'à la fin d'un repas et en petite quantité.

3° *Vins doux et bienfaisants.* — Ce sont les *vins de Bordeaux* de bonne qualité, ceux surtout qui sont le produit d'une bonne récolte et qui ont déjà plusieurs années de façon. Ces vins ne renferment que dix à douze pour cent d'alcool. *Ils stimulent convenablement l'organisme* et *se digèrent bien.* Pris avec modération, il est peu de personnes qui en soient dérangées. Ils conviennent parfaitement aux personnes débiles, aux valétudinaires, aux infirmes et aux vieillards. Ils sont les seuls propres à relever les forces d'une manière convenable dans la convalescence des maladies, car ils sont *très-amis de l'estomac* et ils ne produisent ni trouble ni excitation lorsqu'ils sont administrés avec modération.

4° *Vins légers.* — Ces vins sont un peu astringents et acidulés. Ils renferment moins d'alcool que les autres et contiennent plus d'acides et de tartrates. Ils ne se conservent pas et ils doivent être bus dans l'année de leur fabrication. Ils peuvent être pris en plus grande quantité que les autres, mais ils fatiguent l'estomac et troublent facilement la digestion lorsqu'on n'y est pas habitué. Ce sont les vins des environs de Paris, de l'Orléanais, d'Angers et du Rhin. Ces vins conviennent mieux lorsqu'on les boit mélangés avec de l'eau.

5° *Vins verts.* — Ces vins sont le produit de raisins non parvenus à maturité complète, comme cela arrive dans des années dont l'automne est froid et pluvieux. Ces vins sont *âpres* à la bouche *et acerbes* au goût; ils sont *peu spiritueux*, se *digèrent difficilement* et troublent la digestion lorsqu'on les prend en certaine quantité. Comme les précédents, ils ne sont guère propres qu'à faire de l'eau vineuse pour boisson ordinaire.

Le cidre et le poiré.

Cette boisson, particulière à la Normandie, à la Bretagne et à l'Angleterre, est *fort saine lorsqu'elle est convenablement préparée*, et faite avec des fruits d'une bonne espèce et d'un bon cru ; moins alcoolique que le vin, elle ne contient en général que sept à huit parties sur cent de ce principe stimulant ; c'est pourquoi le cidre passe plus facilement que le vin à la fermentation acétique, et aussi pourquoi il se conserve beaucoup moins longtemps ; le poiré surtout fermente très-vite, et il doit être bu dans l'année de sa fabrication. Lorsque ces boissons deviennent acides, elles sont en général nuisibles à la santé et elles pervertissent facilement les fonctions digestives ; on peut en partie éviter cet inconvénient en neutralisant l'acide à l'aide du bicarbonate de soude, on le coupe alors avec de l'eau tenant ce sel en dissolution (2 à 3 grammes par litre).

La bière.

Cette boisson est le produit de la fermentation de l'orge grillée à laquelle on ajoute du houblon, qui lui communique les qualités qu'elle possède. C'est la boisson ordinaire des Flamands, des Hollandais et même des Anglais. Depuis quelques années son usage se répand aussi dans plusieurs contrées de la France. La bière est *très-favorable à la santé ;* car elle est à la fois *tonique*, *nourrissante* et légèrement stimulante ; elle con-

vient surtout aux personnes qui ne peuvent supporter
les boissons acidulées; mais pour l'usage ordinaire il
faut qu'elle soit mitigée ou préparée en conséquence et
mise en bouteille. La bière blanche est surtout très-
bienfaisante à l'estomac.

PRINCIPES D'HYGIÈNE RELATIFS AUX BOISSONS FERMENTÉES.

102. En général, les liquides fermentés ne conviennent à l'homme en santé que dans certaines proportions
qu'il ne peut jamais dépasser sans inconvénient : ainsi,
les vins, ceux surtout qui renferment beaucoup d'alcool,
ne doivent jamais servir à l'usage de boisson ordinaire, tels qu'on les obtient par l'art, encore faut-il mé-
langer les plus légers avec 2/3 ou 3/4 d'eau. Les ci-
dres doivent être coupés avec 1/2 ou 1/3 d'eau,
suivant leur qualité.

Le vin pur pris comme liqueur d'agrément et comme
stimulant doit être choisi et estimé d'après sa qualité.
Le meilleur et le plus convenable pour la santé c'est,
comme nous l'avons dit, le vin de Bordeaux provenant
d'une bonne récolte et déjà vieux de plusieurs années.
Les vins généreux et liquoreux ne doivent aussi être
pris qu'en petite quantité et à la fin d'un repas copieux,
car ils surprennent facilement ceux qui ne s'observent
pas. Nous en dirons autant des spiritueux, de l'eau-de-
vie et des liqueurs.

En général, *les boissons fermentées sont nuisibles lorsqu'elles troublent la digestion ou qu'elles produisent
l'ivresse avec facilité;* ainsi, lorsqu'elles occasionnent
des aigreurs ou des renvois brûlants, des douleurs d'estomac, des coliques et des vents, ou bien lorsqu'elles
produisent facilement des vertiges et des éblouis-
sements, l'homme doit s'en abstenir, surtout lorsque

l'ivresse s'accompagne d'une humeur sombre, chagrine et querelleuse, et lorsqu'elle engendre la colère et les passions haineuses.

Lorsque, au contraire, elles sont *bien digérées,* qu'elles accélèrent la digestion et que l'excitation qu'elles produisent *provoque la gaieté et un sentiment de bien-être général, elles sont utiles à la santé.* Le vin de bonne qualité surtout, lorsqu'il est pris avec modération, stimule et relève les forces; il augmente l'énergie du principe vital, accélère le mouvement circulatoire vers la périphérie, active toutes les fonctions et, par conséquent, il maintient la santé et prévient quelquefois les maladies.

Pour recueillir les bienfaits que procurent les stimulants alcooliques, on doit s'abstenir d'en user souvent; car l'habitude en détruit les bons effets, et même ils deviennent nuisibles à la santé lorsqu'on en abuse (2e *partie*).

Ce que nous venons de dire des stimulants alcooliques peut également s'appliquer à l'usage du *café*. Pris comme liqueur d'agrément, il est à la fois *tonique et stimulant;* mais les personnes nerveuses doivent s'abstenir d'y ajouter de l'eau-de-vie. Dans tous les cas, il n'en faut mettre qu'une petite quantité, lors même qu'il n'existe pas de contre-indication, car, par lui-même, le café est très-stimulant (96). Pris à la fin d'un repas, il a pour effet, chez beaucoup de personnes, de suspendre momentanémant la digestion. Il porte en général à la gaieté et active singulièrement la circulation; il est *l'excitant le plus naturel du cerveau* et il développe notablement l'activité des facultés de l'intelligence. Pris le soir, en général, il chasse le sommeil.

RÉGIME.

Dans l'ordre de l'hygiène on entend par régime le mode d'alimentation qui convient à chacun sous le rapport de la santé.

Le régime comprend : 1° la préparation des aliments ; 2° l'usage qu'il convient d'en faire ; 3° les influences diverses qui le modifient ; 4° ses effets généraux sur la vie et sur la santé.

§ Ier. *Préparation des aliments.*

103. La préparation des aliments constitue l'*art culinaire*. Cet art est dangereux et pernicieux pour la santé lorsqu'il est exercé avec les raffinements et les exagérations enfantés par le luxe et par la mollesse.

Plus la préparation des aliments est simple, plus elle est en harmonie avec les besoins de l'organisme et *plus,* par conséquent, *elle est favorable à la santé.*

Presque toutes les substances alimentaires que nous venons de passer en revue doivent, *pour devenir assimilables,* subir une préparation par l'action du calorique, c'est la *coction.* Ainsi pour les viandes, les préparations les plus simples sont les bouillons, les viandes bouillies, rôties ou grillées, et celles qu'on fait cuire à l'étuvée, à vase clos et dans leur jus. En général, les autres modes de préparation qui consistent dans des *ragoûts* et des *assaisonnements de haut goût ne conviennent pas pour l'usage ordinaire de la vie.* Quant aux légumes et aux poissons, il ne suffit pas pour les rendre assimilables de leur faire subir le degré de cuisson convenable ; il faut encore les rendre agréables au goût : c'est ce qu'on obtient à l'aide des assaisonnements.

Assaisonnements. — Les meilleurs et les plus en harmonie avec les besoins de l'organisme sont les assaisonnements indigènes; ils sont même indispensables pour favoriser la digestion. Les principaux sont : le sel, le vinaigre, l'huile douce, le beurre, la crème, le sucre, etc. Tout l'art culinaire, sous le rapport de l'hygiène, consiste à les associer à la nature des aliments et au goût de chacun, dans des proportions convenables, sans prédominance d'aucun d'eux.

Il est plusieurs autres assaisonnements qui nous viennent des climats brûlants de la zone torride; ils sont le plus souvent employés avec art et pour satisfaire aux exigences de la mode et de la sensualité : ce sont les épices, telles que le poivre, le girofle, la muscade, la cannelle, le gingembre, etc.; toutes ces substances sont stimulantes et échauffantes. On ne doit en user qu'avec sagesse et avec modération, car elles ont souvent pour effet de troubler la digestion par la surexcitation qu'elles produisent lorsqu'on en abuse; ou, si elles sont bien digérées, elles développent l'appétit, activent la digestion et préparent la voie aux congestions en favorisant l'état pléthorique.

Lorsqu'on use tous les jours des assaisonnements épicés, ils ont bientôt, par l'effet de l'habitude, émoussé la sensibilité du goût et celle de l'estomac; alors l'appétit se perd et les digestions se troublent, de là la nécessité, pour exciter l'appétit et pour activer les digestions, d'augmenter la dose de ces stimulants. Mais l'*atonie* suit de près un abus qui est si contraire à la nature des besoins de notre organisation; c'est alors que le sang s'altère et s'échauffe, et qu'on voit surgir de toutes parts des troubles fonctionnels. A cette cause se rattachent un assez grand nombre de fièvres muqueuses, bilieuses et même des fièvres typhoïdes. Ils ont de plus

13

l'inconvénient de développer, à la longue, des lésions organiques de l'estomac; cette cause contribue beaucoup à abréger la durée de la vie dans les climats chauds.

Cette vérité pratique a été bien sentie par le célèbre Tissot lorsqu'il a dit : « Il existe dans le monde deux » classes d'hommes en opposition habituelle : les cui- » siniers, qui travaillent à la production des maladies, » et les médecins, qui font tous leurs efforts pour les » guérir. »

§ II. *Usage des aliments.*

Au point de vue hygiénique, l'usage que l'homme doit faire des aliments comprend : 1° l'ordre et la régularité dans les repas; 2° les conditions propres à favoriser la digestion.

1° *Régularité des repas.*

104. Une *condition essentielle* et même indispensable *pour la santé, c'est l'ordre et la régularité dans les repas;* c'est, nous le répétons, le seul moyen d'éviter les dangers que nous avons signalés au commencement de cet article ; mais, nous le savons, il n'est pas toujours possible d'observer cette régularité dans toutes les positions sociales. Cependant *on ne doit jamais laisser souffrir l'estomac,* et lorsque la faim se fait sentir, si l'heure du repas n'est pas arrivée, on doit en attendant prendre quelque chose de léger; ainsi un bouillon, une tartine, un fruit, etc., suffisent pour appaiser la faim et pour satisfaire l'estomac. Lorsqu'on n'est pas chez soi, le besoin impérieux de la santé doit passer avant certaines convenances, et nous pensons qu'il n'est pas

ridicule ni déplacé de demander ou d'accepter quelque chose.

Une bonne précaution pour les personnes débiles et pour les convalescents, c'est d'avoir toujours à leur disposition du sucre ou du chocolat. Ces substances sont assez nutritives pour calmer le sentiment de la faim pendant un peu de temps.

Plus les repas sont légers, plus ils doivent être rapprochés ; plus ils sont copieux et abondants, plus ils doivent être éloignés. Jamais on ne doit prendre de nouveaux aliments avant que la digestion du repas précédent soit accomplie, car on troublerait la digestion. Ainsi, *manger sans ordre* et sans observer aucune règle, *c'est pervertir les fonctions de l'estomac,* et c'est nuire beaucoup à la santé. Ce défaut est très-ordinaire aux enfants; nous engageons de nouveau les parents à y veiller.

Règle générale : il suffit à l'homme pour conserver sa santé de *prendre l'aliment trois fois en vingt-quatre heures.* Pour l'homme de travail, ces trois repas doivent être égaux quant à l'heure et à la quantité d'aliments. Mais pour les citadins et pour les personnes sédentaires, le repas du matin et celui du soir doivent être légers suivant que l'heure de les faire est plus ou moins rapprochée du lever ou du coucher. L'intervalle ne doit pas être de plus de cinq à sept heures entre les repas ordinaires, et de trois à cinq heures entre les repas légers.

2° *Conditions d'une bonne digestion.*

105. Ces conditions reposent sur le choix des aliments, la quantité qu'il convient d'en prendre, la mastication et l'imprégnation, l'exercice modéré après le repas.

1° *Choix des aliments.* — En général, ils doivent

13.

être appropriés au goût, aux besoins de l'organisme et à l'état actuel de l'estomac. Ainsi, il ne faut *jamais manger un aliment qui répugne* ou qui provoque le dégoût, car il ne sera pas digéré et il provoquera l'indigestion. S'il passe, la digestion sera mauvaise, lente et pénible. Aussi, pour entretenir l'appétit faut-il *varier les aliments,* car le plus souvent le dégoût tient à l'uniformité, c'est un sentiment instinctif qui résulte de la satiété. Voilà pourquoi, dans le choix des aliments, il faut toujours consulter le goût et l'appétence. Car tel aliment qui ne passerait pas aujourd'hui sera désiré et parfaitement digéré demain. C'est pourquoi on a dit avec raison : *L'appétit est le meilleur des cuisiniers.*

En général, l'abondance et la multitude des mets pour un seul repas est presque toujours nuisible à la santé, et l'homme sobre doit se borner ordinairement à *deux mets par repas.* Un régime bien ordonné doit se composer d'aliments pris dans les cinq classes que nous venons de passer en revue. Le pain doit en faire la base, les soupes ou potages sont également indispensables et la cinquième classe fournit les aliments qui conviennent au dessert. Il en est de même du fromage et de quelques autres produits du lait.

2° *Mastication et imprégnation.* — Ces deux conditions réunies, qui consistent à mâcher convenablement les aliments et à les humecter suffisamment à l'aide de liquides à l'usage de boisson, sont indispensables pour opérer une bonne digestion, car *les aliments bien mâchés sont à moitié digérés.* Ils sont, par l'effet de ces deux conditions réunies, plus solubles dans le suc gastrique, et par conséquent plus facilement assimilables. Aussi faut-il prendre le temps nécessaire à cet effet. Pour faire un *repas ordinaire,* on ne peut y mettre moins de *quarante à cinquante minutes.* Lorsque la mastication est incomplète, l'estomac éprouve plus de difficulté pour transformer en chyme la masse alimentaire, et cette circonstance, qui rend les aliments moins solubles dans le suc gastrique, suffit dans beaucoup de cas pour troubler la digestion. Il est beaucoup de personnes qui ne doivent qu'à cette cause les maladies de l'estomac dont elles sont affectées.

3° *Quantité d'aliments.* — Il est impossible de fixer *à priori* la quantité d'aliments que l'homme peut prendre à chaque repas. On conçoit qu'elle est relative à la force de l'estomac, au besoin qu'il éprouve, aux pertes que l'organisme doit réparer, comme aussi au temps qui s'est écoulé depuis le repas précédent. Cependant la règle de la sobriété consiste à *ne jamais manger au delà du besoin ressenti par l'estomac.* Ce besoin peut varier d'un jour à l'autre. Il ne faut jamais le dépasser sous prétexte qu'on n'a pas pris la même quantité d'aliments que d'habitude. La prudence conseille même aux personnes sédentaires ou prédisposées aux congestions sanguines de ne pas satisfaire complétement leur appétit, car ceux qui mangent tous les jours jusqu'à satiété arrivent facilement à la pléthore, et par suite à la paralysie (2ᵉ *partie*).

4° *Exercice modéré.* — Nous conseillons à toutes les personnes dont la digestion est ordinairement pénible de faire après chaque repas un exercice suffisant pour la favoriser, car l'exercice active le mouvement péristaltique (ou la contraction de l'intestin, qui est une condition indispensable pour opérer une bonne digestion) (10). Quant à celles qui exercent des professions sédentaires, elles feront bien de marcher pendant vingt à vingt-cinq minutes après les repas principaux.

§ III. *Influences diverses.*

Les diverses influences qui apportent des modifications au régime alimentaire de l'homme en santé sont relatives aux saisons, aux climats, à son âge, à son tempérament, aux professions ou genre de vie, et surtout aussi à l'état actuel de l'organisme.

Nous nous sommes occupé suffisamment de toutes ces circonstances, il devient donc inutile d'y revenir, on peut se reporter à ce que nous avons déjà dit en traitant chacun de ces sujets; nous allons passer à l'influence générale du régime sur la santé.

§ IV. *Influence générale sur la santé et sur les facultés.*

106. D'après les notions importantes que nous venons de donner sur les règles hygiéniques, qui sont relatives au régime, il est certain que celui qui aura soin de les observer trouvera dans leur accomplissement une source féconde santé et de longévité, car *la tempérance et la sobriété sont les moyens par excellence propres à entretenir l'harmonie entre toutes les fonctions de l'économie*, et nous avons vu que cette harmonie est *la base* sur laquelle reposent *la santé et une longue vie*.

Non-seulement la sobriété et la tempérance sont pour l'homme les moyens de développer, de conserver pendant très-longtemps ses forces physiques, mais elles sont encore le *meilleur moyen de développer ses facultés intellectuelles et de les conserver intactes pendant de longues années*. C'est à la tempérance que tous les savants et les hommes de génie ont dû la gloire d'avoir illustré leur siècle par la beauté de leurs écrits, et par la grandeur et par l'éclat de leurs actions. Aussi tous les

grands hommes de tous les temps furent-ils des modèles
de tempérance et de sagesse. Tels furent parmi les anciens Socrate, Platon, Virgile, Cicéron, etc.; et parmi les
modernes, Bacon, Gassendi, Newton, etc. Et parmi les
héros de la gloire, Cyrus, César et Napoléon le Grand
ne durent leurs succès et leur ascendant sur les populations qu'à la sobriété et à la tempérance dont ils don-
nèrent l'exemple.

Au contraire, *l'intempérance habituelle fatigue les organes digestifs et pervertit leurs fonctions.* Elle émousse
et éteint la sensibilité, elle *affaiblit le système nerveux,*
occasionne le tremblement des membres et prépare la
voie aux congestions sanguines. D'une autre part, *elle
abaisse les nobles facultés de l'âme,* elle affaiblit l'intelligence et pervertit le sens moral (76), elle place l'homme
au niveau des animaux immondes, enfin, *elle ruine en
peu d'années la santé la plus robuste* et abrége de beaucoup la durée de la vie.

Alexandre le Grand, doué de la constitution la plus
vigoureuse, l'altéra bientôt par les excès de l'intempé-
pérance, et il mourut à la fleur de l'âge au milieu d'une
orgie, après avoir souillé sa gloire. Il avait, dit Napoléon, débuté avec l'âme de Trajan, il finit avec le cœur
de Néron et avec les mœurs d'Héliogabale. Dans la seconde partie de cet ouvrage, nous nous occuperons des
maladies qui résultent des excès de l'intempérance
(*2e partie*).

Nous avons démontré précédemment (48) que c'était
à leur sagesse et à l'austérité de leurs mœurs que les
anciens peuples avaient été redevables de leur force et
de leur domination. Nous ajouterons ici que c'est à leur
tempérance et à leur frugalité que les anciens Perses,
les Lacédémoniens et les Romains durent leur puissance
et leur gloire. Devenus intempérants, ils s'enivrèrent et

perdirent à la fois leur force physique et leur force morale, et ils devinrent à leur tour les esclaves des peuples
qu'ils avaient soumis.

BESOINS D'EXCRÉTION.

Généralités. — Les besoins organiques d'excrétion
se rapportent à trois fonctions principales que nous allons étudier. Le besoin qui sollicite la fonction est purement instinctif. Il a son siége dans les réservoirs naturels le rectum, la vessie, etc. Ce besoin résulte d'abord
d'une excitation produite par la présence et le séjour
suffisamment prolongé de l'urine ou de l'excrément
dans leurs réservoirs, et, en second lieu, de la tendance
qu'ils ont à s'en débarrasser. Il avertit l'homme de la
nécessité qu'il y a pour sa santé à les expulser au dehors. Il est donc un bienfait de la nature conservatrice.

§ Iᵉʳ. *La défécation.*

107. La défécation est l'acte par lequel l'organisme
se débarrasse du résidu de la digestion. Elle s'accomplit, comme nous venons de le dire, sous l'influence
de l'excitation ressentie par le rectum et transmise au
cerveau (5). Lorsqu'on néglige cet avertissement et
qu'on ne satisfait pas à temps le besoin, il se passe
comme celui de la faim et il revient plus tard; si on
s'oublie encore et qu'il ne soit pas satisfait, alors l'excrément est retenu par suite de l'atonie du rectum et la constipation s'établit. Cette grave incommodité est donc le
plus souvent le résultat d'une négligence impardonnable.

Importance de la défécation. — Nous ne pouvons trop
recommander de *satisfaire ce besoin d'une manière régulière,* si l'on veut prévenir une foule d'incommodités

et même des maladies graves qui se rattachent à la constipation. Dans l'intérêt de la santé, ce besoin peut se régulariser à peu près comme celui de la faim et il se pervertit de la même manière. Le meilleur moyen de le régulariser, ce serait de le satisfaire dès qu'il se fait sentir; mais cela n'est pas toujours possible, à cause des préoccupations de l'esprit qui le font souvent oublier. Nous allons indiquer un moyen d'obvier à cet inconvénient.

Pour l'entretien de la santé, la défécation doit avoir lieu tous les jours une fois dans vingt-quatre heures, et pour éviter la constipation *il faut se présenter tous les jours à la garde-robe à la même heure*, et, afin d'établir une habitude régulière, il faut choisir le moment où on est le plus libre de la préoccupation des affaires. C'est en général *le matin au lever*, ou bien immédiatement après l'un des repas principaux, lorsqu'ils sont réglés. Lorsque l'habitude est une fois établie, ce besoin se reproduit constamment à la même heure. On doit alors suivre cette impulsion salutaire, car c'est le seul moyen d'éviter une foule de dangers dont nous allons donner connaissance à nos lecteurs.

Dangers de la constipation. — Les effets de la constipation habituelle sont :

1° *Du côté des fonctions générales*, de déranger l'appétit, de troubler la digestion et de provoquer une foule de malaises du côté des organes digestifs, et, sympathiquement, dans tous les organes ou systèmes organiques. Ainsi, le séjour habituel et prolongé des excréments dans le rectum produit, par suite de l'absorption des principes irritants qu'ils introduisent dans le sang, d'abord, des maux de tête et des mouvements de *congestion active vers le cerveau*, et ils peuvent aussi favoriser le développement des *fièvres graves*, soit muqueuses, soit bilieuses.

2° *Du côté des organes digestifs*, ses effets sont de produire de mauvaises digestions accompagnées de vents et de régurgitations, puis des coliques et des borborygmes, des flatuosités intestinales et consécutivement des *dyspepsies chroniques*, et ces dyspepsies ou troubles des digestions finissent quelquefois à la longue par produire des lésions organiques de l'estomac.

3° *Par rapport au rectum*, la constipation occasionne des embarras stercoraux difficiles à vaincre et dont les effets sont très-compromettants pour la santé, et quelquefois même pour la vie. Et d'abord, la défécation ne s'opère qu'avec les plus grands efforts, cause qui produit assez souvent des *hernies;* d'un autre côté, le bol fécal devenu trop dur et trop volumineux pour franchir l'orifice de l'anus le déchire en le traversant et occasionne des *fissures à l'anus*, maladie très-douloureuse et aussi quelquefois très-difficile à guérir ; enfin, la présence du bol fécal dans le rectum au delà du temps convenable provoque une irritation morbide sur sa membrane muqueuse, qui appelle le sang et produit des *hémorrhoïdes*. Toutes ces causes, irritation, fissures, hémorrhoïdes, finissent souvent par développer des inflammations profondes autour du rectum, et les abcès qui s'ensuivent donnent lieu par leur ouverture à des *fistules à l'anus;* maladie grave dans ses conséquences; car elle est souvent mortelle lorsqu'on ne se fait pas opérer en temps convenable.

108. *Dangers chez la femme.* — La constipation produit chez la femme des effets encore plus funestes, et cela, à cause de l'irritation et de l'inflammation qui se porte consécutivement sur la matrice et sur les organes qui lui sont annexés. Pour s'expliquer ce fait, il faut

savoir que la matrice et le rectum se touchent pour ainsi dire, et qu'ils reçoivent l'un et l'autre leurs vaisseaux de la même origine; lors donc qu'une cause d'irritation appelle le sang vers ce point, le mouvement fluxionnaire se fait à la fois sur l'un et l'autre de ces organes. De là, pour la femme surtout vers l'âge de retour (122), l'origine d'une foule de maux qui abrégent de beaucoup la durée de sa vie.

109. *Moyens de remédier à la constipation.* — Il est facile de voir, d'après ce qui précède, combien il est utile de remédier à la constipation. Les lavements simples sont un moyen ordinaire mis à la portée de tout le monde, mais ils ne remédient pas à la cause qui consiste dans l'*atonie de l'intestin* et, en particulier, *du rectum.* Il faut donc pour guérir rendre au rectum sa force de contraction qu'il a perdue. Pour atteindre ce but, il y a plusieurs moyens, nous indiquerons seulement celui qui est du ressort de l'hygiène. Ce moyen consiste dans l'*usage régulier et convenable des lavements excitants.* Mais pour qu'ils réussissent, il faut qu'ils soient *pris tous les jours à la même heure ;* le matin, par exemple, ou immédiatement avant le déjeuner. Pour remplir le but qu'on veut atteindre, ils doivent tout simplement stimuler l'intestin. Nous avons employé avec succès les lavements à l'eau de rivière froide et seulement dégourdie pendant l'hiver; il faut quelquefois les aiguiser avec un peu de sel de cuisine à la dose d'une demi-cuillerée ou d'une cuillerée par lavement; on peut prendre dans le même but une décoction de 8 à 10 grammes de follicules de séné; mais ce qu'il importe surtout, c'est de les prendre à la même heure, pour régulariser l'évacuation, puisqu'il s'agit de rétablir l'habitude. Après quelques jours de leur emploi on diminue la quantité de sel ou de séné pour accoutumer

l'intestin à s'en passer. Au bout de quelques jours on essaie d'évacuer sans le secours du lavement, en se présentant à la garde-robe à l'heure accoutumée, et si après quelques efforts la défécation n'a pas lieu séance tenante, on prend un lavement. A l'aide de ces précautions et surtout avec de la *persévérance*, il est peu de cas de constipation qui résistent.

Lorsqu'elle est vaincue, il ne faut pas croire que ce soit pour ne plus revenir; au contraire elle se rétablit avec la plus grande facilité pour peu qu'on s'oublie. On doit donc se tenir sur ses gardes si l'on veut éviter les rechutes.

Si ces moyens échouent, il faut avoir recours à d'autres moyens qui sont du ressort du médecin; car, seul, il peut en faire une application raisonnée et utile d'après les indications qui résultent de la connaissance des causes de la maladie et de l'état des organes. Cependant les femmes ne doivent même pas se traiter elles-mêmes par la méthode des lavements excitants, à cause des contre-indications qui peuvent s'opposer à leur emploi du côté de la matrice et des organes qui lui sont annexés. Elles doivent toujours avant prendre l'avis d'un médecin, car elles pourraient, pour combattre un symptôme, aggraver beaucoup la maladie qui en est la cause.

§ II. *Émission de l'urine.*

110. Le besoin instinctif qui sollicite l'émission de l'urine résulte de la présence dans la vessie d'une certaine quantité de ce liquide. Ce besoin ne peut être ni négligé ni oublié comme celui de la défécation, car il devient si vif et si impérieux qu'il entraîne irrésistiblement la volonté. En général, *la résistance à ce besoin*

est toujours nuisible, et elle est *grave* dans ses conséquences.

D'abord, elle produit un malaise et un tiraillement
qui se fait sentir dans le bas-ventre. Ce malaise tient à
la distension de la vessie, et cette distension, jointe à
la douleur qui en résulte, peut déterminer une inflammation du col de cet organe, inflammation qui peut
se propager à toute sa membrane muqueuse. Il peut
encore en résulter des varices autour de son col et même
une paralysie de ses fibres musculaires. La pierre ou la
présence de calculs dans la vessie peut encore reconnaître cette cause au moins comme déterminante.

Toutes ces causes ont pour effet de produire la *ré-
tention d'urine,* accident terrible qui fait horriblement
souffrir ceux qui en sont atteints, jusqu'à ce que le médecin soit venu à leur secours pour évacuer l'urine par
le moyen de la sonde.

Mais si on néglige d'appeler le médecin, ou bien si le
malade hésite et que la crainte puérile de l'introduction
de la sonde l'arrête, alors l'urine est résorbée, elle
passe dans le sang; la *fièvre* dite *urineuse* se déclare,
et le malade succombe du troisième au cinquième jour.

§ III. *Le mariage.*

111. Nous ne voulons traiter ici que du besoin organique qui se rapporte au sens génital. Dans l'ordre de
la nature, ce besoin ne peut ni ne doit se produire qu'à
l'époque de la puberté; il se rapporte exclusivement à
la propagation de l'espèce humaine et, selon l'heureuse
expression d'Alibert, il est un *instinct puissant* que le
Créateur a mis en nous pour perpétuer son ouvrage,
nous chargeant ainsi de réparer les ravages de la mort
par une continuelle transmission de la vie.

Nous avons déjà signalé ce besoin instinctif comme étant pour les jeunes gens la cause d'une foule de dangers et de désordres, nous n'y reviendrons pas. Nous voulons indiquer ici les moyens d'éviter d'autres abus et les dangers qui s'y rattachent.

A l'époque de la puberté, ce besoin instinctif est quelquefois très-impérieux; mais la raison et surtout la religion viendront toujours en aide aux jeunes gens pour les sauver de ce pas dangereux (41). Plus tard, lorsqu'ils ont résisté à ces premières impulsions, ce besoin s'apaise, et alors, si la raison le domine, il leur devient facile d'atteindre l'époque voulue pour le mariage.

Nous avons dit (50) que l'époque à laquelle il convient de marier les jeunes gens, c'est lorsque leur accroissement physique est tout à fait terminé et lorsque leurs facultés sont suffisamment développées pour pourvoir aux besoins et au gouvernement d'une famille. Cet âge est pour l'homme vingt-cinq à trente ans, et pour la femme vingt à vingt-cinq ans.

Les jeunes gens qui se marient ou qui usent du mariage beaucoup avant que d'avoir complété leur développement physique, se creusent un abîme de maux pour eux et pour leur postérité; et ces maux rejaillissent sur le corps social. Ainsi les enfants qui naissent de ces unions précoces et prématurées ne sont que des créatures chétives qui ne connaissent l'existence que par la douleur et par la souffrance; car ils sont presque toujours affectés de scrofules, de rachitisme et autres lésions organiques. D'un autre côté, les jeunes gens qui abusent ainsi de la vie s'épuisent et s'énervent; ils tombent souvent, par la suite, dans des maladies inséparables de cette cause, et ils succombent beaucoup avant l'âge (45). D'une autre part, il arrive souvent qu'ils se jettent dans des désordres qui résultent du dégoût ou de la satiété qu'entraîne à sa suite l'abus des plaisirs sensuels (voy. *Libertinage*, 68). De là la ruine des familles et quelquefois les crimes, le désespoir.

Conseils aux personnes mariées. — L'homme sage et raisonnable ne doit *user du mariage que lorsque le besoin organique se fait sentir*, et, dans l'intérêt de sa santé, il doit se garder de l'éveiller ou de le provoquer par les écarts de son imagination. En général, on doit s'*en abstenir lorsque l'effet consécutif est un état de langueur ou de faiblesse prolongée.* Ce signe indique d'ailleurs qu'on dépasse les limites du besoin naturel.

Il est très-*nuisible* aux personnes qui ont la *poitrine faible* et irritable, à ceux qui sont affectés de lésions organiques du cœur ou des poumons, ainsi qu'à ceux qui sont prédisposés aux congestions sanguines. Pendant les maladies aiguës, il peut occasionner la mort, et les convalescents s'en trouvent toujours plus mal; il est très-nuisible après la saignée. Galien assure avoir vu mourir deux hommes par cette cause. Il en est de même des hommes déjà épuisés par les excès du travail et par les veilles, ou énervés par d'autres causes. Dans ces cas, l'usage même ordinaire du mariage suffit pour les jeter rapidement dans l'épuisement et de là dans la maladie. Enfin, il est beaucoup de cas dans lesquels le médecin conseille de s'en abstenir parce qu'il s'oppose à la guérison de certaines maladies.

Il arrive fort souvent que les jeunes gens nouvellement mariés abusent beaucoup du mariage; rien n'est plus nuisible à leur santé; leurs facultés s'en ressentent aussi notablement; et, comme nous l'avons dit, l'abus ici surtout conduit à la satiété, la satiété au dégoût et le dégoût au libertinage. Voilà pourquoi, selon l'expression judicieuse d'un auteur bien connu, le mariage de-

vient si souvent le tombeau de l'amour. C'est ici le cas
de répéter aux jeunes mariés : *Usez, mais n'abusez pas;*
si vous vous voulez conserver les douceurs qui se rattachent à une heureuse union.

Il est aussi un grand nombre d'hommes qui s'y
livrent tous les jours, sans mesure ni proportion avec
un besoin naturel. Ces excès constituent un désordre
qui ouvre la porte à une foule de maladies ou d'infirmités, et il n'est rien qui use plus promptement la vie.
L'homme s'épuise ainsi par l'abus, et la femme tombe
de bonne heure dans des maladies incurables qui l'emportent vers l'âge de 40 à 50 ans.

Il sera facile de comprendre les funestes effets que
nous venons de signaler lorsqu'on saura que la *liqueur
séminale est* chez l'homme *le principe de sa force et de son
génie* (41), et, pour développer notre pensée, nous dirons
qu'en vertu du mouvement de la vie, elle est reprise dans
ses réservoirs par les vaisseaux absorbants; introduite
dans le sang, elle circule avec lui et elle va ainsi imprimer à tous les organes ce principe de vie et de force
qui est le partage de l'homme sage et continent. Ainsi,
chez le jeune homme, depuis la puberté, elle favorise
son accroissement et développe ses facultés; dans l'âge
adulte, elle imprime à la constitution physique un cachet d'énergie, de vigueur et de force, qui met l'homme
en mesure d'affronter tous les obstacles et de vaincre
toutes les résistances. Enfin elle est la source ou le foyer
qui alimente le feu de son génie et qui lui fait découvrir les lois qui régissent la nature entière, lois dont il
fait chaque jour de si utiles applications aux sciences et
aux arts.

CINQUIÈME ÉPOQUE DE LA VIE.

AGE DE RETOUR (DE 50 A 65 ANS).

112. L'âge de retour comprend cette période de la vie dans laquelle l'homme, arrivé à son apogée d'énergie et de force, commence à décliner.

Cette déclinaison, d'abord insensible, devient pour lui plus évidente lorsqu'il s'expose, comme par le passé, aux causes de maladies. Il s'aperçoit alors qu'il résiste moins à leur action, et s'il est prudent, il les évite avec le plus grand soin en prenant les précautions dont il n'avait pas encore éprouvé la nécessité.

Cette prédisposition aux maladies, qui est le résultat du progrès de l'âge, indique à chacun l'état actuel de sa force vitale et le décroissement qu'elle a déjà subi par l'effet de l'âge. Ainsi tel individu qui autrefois s'exposait impunément aux suppressions de la transpiration ne peut plus actuellement s'exposer au froid sans contracter immédiatement un rhume ou des douleurs.

Cette déclinaison de la force vitale repose sur une grande loi fondamentale qui régit tous les êtres vivants.

Cette loi la voici : LA VIE USE GRADUELLEMENT TOUS LES ORGANISMES QUI EN SONT DOUÉS SANS S'USER ELLE-MÊME. DONC L'ESPRIT USE LA MATIÈRE SANS S'ÉPUISER LUI-MÊME. Car après avoir, pendant une période d'années, fait fonctionner les divers organismes qu'il anime, *il les abandonne pour retourner vers son Auteur, et la vie, transmise par la voie de la génération dans des organismes nouveaux qui procèdent des premiers, les anime, les développe et les use à leur tour sans s'éteindre ni s'affaiblir jamais.*

Ainsi, en vertu de cette loi générale, ce n'est pas le principe même de la vie qui s'use, ce sont les *organes*

14

qui lui servent de *support* ou d'*instrument*, et ils s'usent
par le mouvement incessant de la vie.

L'art possède-t-il des moyens d'opposer une barrière
à l'usure des organes par le progrès de l'âge? Non, absolument; car l'homme est, comme toutes les créatures
vivantes, un être périssable dans ce qu'il a de maté-
riel. Cependant, relativement à l'usage ou à l'emploi
qu'il a fait de la vie, il peut s'user plus ou moins vite
et s'éteindre plus ou moins promptement. Donc, l'objet
de l'*hygiène* à partir de l'*âge de retour*, c'est d'*enseigner*
aux hommes les moyens de prolonger leur existence en leur
indiquant, d'une part, les précautions qu'ils doivent
prendre pour s'opposer autant que possible à l'usure
des organes, et de l'autre, en leur enseignant les moyens
propres à fortifier et à soutenir chez eux la résistance
vitale.

Mais nous devons le dire, chez l'homme arrivé à l'âge
de retour, la *vie s'use d'autant plus vite que l'organisme*
qu'elle anime a, dans les âges précédents, été plus sou-
vent tourmenté par des excès ou envahi par la maladie.
C'est ici le lieu d'indiquer les causes qui peuvent hâter
cette déclinaison de la vie. Ces causes sont très-nombreuses, on peut les réunir sous neuf chefs principaux.

113. 1° *Le degré de la force native*, c'est-à-dire celle
que chaque enfant apporte en naissant et qu'il tient de
ses parents. Nous avons dit ailleurs en quoi consiste
cette force originelle (17). Il est facile de concevoir que
celui dont la résistance vitale est moindre dès son origine arrivera plus tôt à l'âge de retour et à la vieillesse,
et qu'il atteindra un âge moins avancé que celui dont la
résistance vitale est puissante et énergique, en les sup-
posant toutefois l'un et l'autre dans des conditions iden-
tiques.

114. 2° *Les abus et les excès* auxquels l'homme a pu

se livrer dans les âges précédents exercent sur la durée de sa vie une très-grande influence. Ainsi, les excès de tout genre qu'il a pu faire ayant dépensé une grande somme de vitalité, les organes, qui, comme nous l'avons dit, sont les instruments de la vie, s'usent en raison de la suractivité avec laquelle ils ont fonctionné pendant longtemps, et il est reconnu que rien n'affaiblit autant la résistance vitale des organes que les excès souvent réitérés. L'homme sage et tempérant arrive plus tard à l'âge de retour et il y arrive par une gradation presque insensible ; et ordinairement il traverse cet âge sans passer par la maladie.

115. 3° *Les professions* exercent aussi une influence incontestable sur la durée de la vie ; mais, nous devons le dire, cette influence est infiniment moins destructive que celle des excès et des passions, car le travail, même pénible, dans l'âge de consistance et de force, s'il est soutenu par une bonne nourriture et s'il est suivi d'un repos convenable (91), n'abrége pas notablement la durée de la vie ; et l'homme sage qui sait faire une utile application des règles de l'hygiène sous le rapport de son tempérament et de sa profession évite ainsi la plupart des maladies, et il traverse l'âge de retour sans presque s'apercevoir qu'il y est arrivé.

Ce qui *use* le plus *la vie* de l'homme de travail, *ce sont les travaux excessifs* auxquels il est souvent soumis d'une manière abusive. Ainsi 1° les travaux sédentaires trop prolongés et en particulier les veilles de nuit ; 2° les travaux très-pénibles lorsqu'ils sont poussés au delà des forces ordinaires de l'homme ; 3° l'insuffisance du repos et de la nourriture ; 4° enfin, les excès auxquels il s'abandonne souvent au lieu de réparer ses forces par le repos de la nuit (97). Telles sont les principales causes qui viennent si souvent arrêter l'ouvrier et le père de famille au milieu de sa carrière, car, usé avant l'âge par toutes ces causes, il est souvent incapable d'opposer une résistance vitale suffisante lorsque la maladie vient l'atteindre vers l'âge de retour.

116. 4° *Les travaux de l'esprit.* — Il est prouvé que le *travail de la pensée use l'homme beaucoup plus vite que les travaux du corps,* car on voit rarement les grands penseurs atteindre une grande longévité, et les hommes de génie s'usent vite. Ceci peut s'expliquer ainsi : le travail de la pensée lorsqu'il est soutenu exige une grande contention et une grande activité de l'intelligence. Cette suractivité intellectuelle dépense beaucoup de vitalité et use plus vite l'organe qui lui sert d'instrument, et comme le cerveau est un des centres de la vie, sa résistance vitale venant à défaillir vers l'âge de retour, prépare la voie à des maladies graves, qui enlèvent alors la plupart des savants et des hommes de génie.

117. 5° *La position aisée ou précaire* de l'homme exerce encore une influence considérable sur la durée de sa vie. Il est certain que lorsque l'homme est obligé de s'imposer des privations, soit par suite de sa paresse ou de son incurie, soit par son inconduite ou par le défaut d'ordre, ou bien encore par les charges de famille qu'il a à supporter; dans tous ces cas, les privations souvent répétées ont pour effet d'affaiblir beaucoup sa résistance vitale, et de préparer vers l'âge de retour la voie aux maladies. C'est ainsi que la misère conduit souvent l'homme à une vieillesse anticipée et à une mort prématurée.

118. 6° *L'état moral.* — Les *peines* dont la vie est sans cesse traversée *ont pour effet immédiat et direct d'affaiblir la résistance vitale* des organes, et même quelquefois *de la détruire* (voy. 2ᵉ *partie*, 144). Aussi cette

cause exerce-t-elle une immense influence sur la durée de la vie. C'est ainsi que s'explique l'action destructive et antivitale des passions tristes, car rien n'use plus vite la vie de l'homme que les chagrins et les peines prolongés. Ainsi elle prépare l'invasion de maladies graves et elle s'oppose dans ces maladies aux mouvements et aux efforts salutaires de la nature médicatrice. En outre, elle détermine vers l'âge de retour des lésions organiques incurables et incompatibles avec la vie.

7° *Les passions*. — Nous avons passé en revue l'influence destructive des passions sur la vie humaine.

Ainsi les unes, comme la colère, provoquent des réactions qui bouleversent l'harmonie vitale (69). Les autres, comme l'envie et la haine, concentrent le mouvement de la vie vers les organes profonds de l'intérieur et y produisent de grands désordres dans l'accomplissement de leurs fonctions. Elles deviennent, pour les organes qui en subissent les effets, une cause puissante de destruction vers l'âge de retour.

119. 8° *L'état maladif ou valétudinaire*. — Qu'il soit acquis ou héréditaire, cet état devenu habituel a une action puissante et directe sur la durée de la vie, car cette habitude de la souffrance et des malaises inséparables de cette disposition, après avoir déterminé pendant de nombreuses années des lésions fonctionnelles diverses et manifesté la présence dans l'organisme d'un principe nuisible et inassimilable, ce principe, dis-je, tend naturellement vers l'âge de retour à s'implanter dans les organes déjà affaiblis par cette cause, et à y produire des lésions le plus souvent incurables (2ᵉ part., *Affections spontanées*).

120. 9° *Les maladies violentes et aiguës*, telles que les fièvres, les inflammations, les blessures, les coups, les chutes; toutes ces causes ont pour effet de porter atteinte

à la vitalité des organes, et par suite d'affaiblir leur
résistance vitale, surtout lorsqu'ils ont, dans les âges
précédents, été déjà soumis plusieurs fois à l'action
destructive de ces causes. Ces organes affaiblis, déjà
prédisposés, sont ordinairement vers l'âge de retour de
nouveau envahis par la maladie, et alors l'organisme
déjà épuisé par des maladies antérieures succombe dans
la lutte, ou bien, si la force vitale triomphe encore, on
voit le plus souvent succéder à l'état aigu un état chronique qui abrége de beaucoup la durée de la vie.

Après avoir passé en revue la longue série des causes
qui hâtent la déclinaison de la vie vers l'âge de retour,
il est du devoir du médecin d'indiquer à l'homme les
moyens de lutter avec avantage contre leurs funestes
effets.

MOYENS DE PROLONGER LA VIE.

121. Ces moyens sont à la disposition de l'homme
lorsqu'il veut en user. Ils reposent sur l'hygiène qui
convient à son tempérament, à sa constitution et à sa
profession, sous le rapport des saisons et du climat
qu'il habite. Pour faire une application raisonnée des
moyens que nous avons déjà passés en revue, il doit
s'étudier lui-même afin d'apprendre, par sa propre expérience, quelles sont les choses qui lui conviennent et
quelles sont celles qui lui sont nuisibles. Il doit connaître
son tempérament et se rendre compte de l'influence que
ses habitudes exercent sur sa santé, de même de celle
qui résulte de sa profession, de sa position et de son
état moral. Enfin, il doit étudier quels sont chez lui les
organes faibles, c'est-à-dire quels sont ceux dont les
fonctions se dérangent facilement sous l'action des
causes diverses qui agissent sur son organisme. Par

cette étude, il connaîtra bientôt le degré de force vitale dont il est doué et l'hygiène qui lui convient. C'est ainsi qu'il évitera les maladies et qu'il affermira sa résistance vitale. C'est ainsi qu'il réparera, en partie du moins, les pertes de vitalité qu'il a faites et qu'il prolongera son existence.

Pour faire une application utile et raisonnée de ces principes, nous allons étudier les modifications que l'âge de retour apporte dans l'hygiène qui convient à l'homme par rapport aux saisons et au climat qu'il habite, sous le rapport de la profession qu'il exerce et des privations qu'il doit supporter. Nous allons aussi étudier les modifications que l'homme doit, en conséquence de sa force vitale, apporter dans son régime et dans ses habitudes, et enfin celles qui résultent de la faiblesse relative de certains organes et de la présence dans l'organisme de principes morbides susceptibles de se localiser.

1° *Sous le rapport des saisons et du climat.* — L'homme arrivé à l'âge de retour s'aperçoit que sa *résistance vitale est affaiblie* parce qu'il ne peut plus, comme par le passé, supporter le froid et l'humidité, car, dès qu'il s'y expose, il est sujet aux fluxions, aux rhumes et aux douleurs. Il sent alors la nécessité de prendre les précautions que nous avons indiquées (83) afin d'éviter les suppressions de la transpiration, et il doit en conséquence se vêtir plus chaudement pendant l'hiver, et en raison de sa susceptibilité plus grande à l'action du froid.

2° *Par rapport au travail et aux privations.* — L'homme arrivé à cet âge ne peut plus, comme autrefois, supporter les travaux prolongés ni surtout les veilles de nuit, parce qu'il se fatigue plus vite. Ceci est pour lui un avertissement de la nature conservatrice et lui prouve d'une manière évidente que sa force vitale décroît. Il doit donc se ménager en conséquence et régler son travail sur l'état actuel de ses forces. Il doit surtout *éviter les veilles de nuit* et accorder au repos le temps nécessaire à la réparation de ses forces. On conçoit dès lors combien les privations qu'il est si souvent obligé de s'imposer doivent lui être préjudiciables.

3° *Sous le rapport du régime.* — L'homme qui dans l'âge viril supportait parfaitement bien les écarts de régime sans que sa santé en fût dérangée ne peut plus, dans l'âge de retour, s'écarter des règles de la tempérance ni supporter les irrégularités dans ses repas, sans éprouver des troubles fonctionnels des organes digestifs. Il sent alors la nécessité de *régulariser ses repas* et d'*éviter les excès.* Souvent même, s'il est prédisposé aux congestions par son état pléthorique, il est obligé de réduire la quantité d'aliments dont il faisait usage, et de faire le soir un repas léger, s'il veut avoir un sommeil tranquille.

4° *Sous le rapport des habitudes.* — L'homme qui tient à conserver sa santé et à prolonger sa vie doit, lorsqu'il est parvenu à l'âge de retour, *modifier les habitudes* qu'il avait contractées dans les âges précédents.

Il est même souvent obligé de les *supprimer* pour les remplacer par de nouvelles qui soient en harmonie avec son âge, avec l'état actuel de ses forces et avec les besoins de son organisme; c'est ainsi, comme nous venons de le voir, que les habitudes, par rapport au vêtement, au travail et au régime, doivent presque toujours être modifiées et souvent même complétement changées, si l'on ne veut pas se voir envahir par les rhumatismes et par les catarrhes. Il en est de même des excès auxquels l'homme a pu se livrer pendant sa jeunesse et pendant sa virilité. Il sent alors la nécessité de rompre avec ses habitudes dépravées, s'il ne veut pas tomber dans des maladies graves qui l'emporteront avant l'âge. Ne voit-on pas tous les jours l'intempérance habituelle conduire de bonne heure l'homme aux attaques de la goutte ainsi qu'à la paralysie, à l'apoplexie et à l'usure prématurée des organes centraux de la vie !

5° *Par rapport aux organes faibles.* — Que cette faiblesse soit naturelle ou acquise, qu'elle soit l'effet de maladies antérieures ou d'une activité fonctionnelle exagérée ou prolongée de certains organes, toujours est-il que, lorsqu'on a reconnu la faiblesse d'un organe à la facilité avec laquelle ses fonctions se dérangent par l'action des causes qui agissent sur lui, il faut, à cet égard, prendre des précautions pour *régulariser ses fonctions* ou pour les *rétablir.* C'est ainsi que tous les organes susceptibles d'épuiser leur vitalité par un exercice forcé ou prolongé, comme le cerveau, les yeux, le larynx, les poumons, l'estomac, l'appareil musculaire, etc., doivent, s'ils sont fatigués ou épuisés, être soumis vers l'âge de retour à un exercice ménagé et modéré, et même parfois à un repos plus ou moins absolu, afin de réparer les pertes de vitalité qu'ils ont subies, et par ce moyen rétablir le libre exercice de leurs fonctions.

6° *Par rapport à la présence dans l'organisme de vices ou virus.* — C'est dans cette période de la vie que la goutte, le cancer et le cortége des maladies chroniques viennent envahir l'organisme et hâter sa destruction, parce qu'alors la résistance vitale affaiblie permet aux principes mobides divers de se fixer dans les organes et d'en détruire la trame. Ainsi, comme nous le verrons dans la seconde partie de notre travail (2ᵉ *partie,* 148), les personnes qui pendant une longue suite d'années ont été sujettes aux éruptions, aux migraines, aux douleurs névralgiques, aux névroses et à toutes les lésions

fonctionnelles qui se rattachent aux maladies spontanées, voient à cette époque disparaître, en partie ou en
totalité, ces accidents, et ils sont alors remplacés par les
lésions organiques dont nous venons de parler. D'une
autre part, nous dirons, aussi à l'occasion des ravages
que le virus syphilitique exerce sur l'organisme, que
c'est ordinairement dans cette période de la vie, alors
que la résistance vitale est affaiblie, qu'il se modifie,
qu'il se transforme et qu'il se localise pour produire la
série nombreuse des accidents tertiaires de cette affreuse
maladie.

Ce que nous venons de dire suffit pour éclairer et
pour guider tout homme doué de sens et de jugement
dans l'emploi des moyens hygiéniques applicables à
l'âge de retour; mais il est une foule d'individus qui
ne croient point vieillir, et qui par un entêtement mal
fondé, lors même que des indispositions réitérées viennent les avertir, n'en tiennent aucun compte et ne veu-
lent rien changer à leurs habitudes; leur préjugé est
tel, que plutôt que de prendre certaines précautions,
que de rompre avec certaines habitudes, ils préfèrent
tomber dans la maladie et mourir beaucoup avant le
temps marqué par la nature. Ceci est, selon nous, de
l'aveuglement d'esprit. Il n'est pas rare de le rencontrer
même parmi les personnes distinguées par leur position
et par leur savoir.

Les principes que nous venons de soumettre au jugement de nos lecteurs et les conseils qui s'y rattachent
s'appliquent également à la femme arrivée à l'âge de
retour. Mais, à cette époque de sa vie, elle est beaucoup plus exposée que l'homme aux maladies, pour
plusieurs raisons dont il est à propos de nous occuper
à part.

INFLUENCE DE L'AGE DE RETOUR SUR L'EXISTENCE DE LA FEMME.

122. L'âge de retour commence pour la femme à cette période de sa vie où la menstruation se dérange de manière à annoncer qu'elle va bientôt cesser tout à fait. Cette époque varie entre 45 et 55 ans. Il s'opère alors dans son organisation une modification très-importante qui exerce une action puissante sur tout son être.

Pendant toute la période de sa vie menstruelle, l'apparition régulière des *règles*, qui a lieu chaque mois, constitue une *fonction très-importante* pour l'entretien de sa santé; car la nature conservatrice se sert de cette voie pour opérer à la fois une *déplétion* et une *dépuration*. Ainsi, comme moyen de déplétion, elle prévient et empêche la pléthore des vaisseaux et elle maintient l'équilibre entre les grandes fonctions; et comme moyen de dépuration, elle s'oppose à l'invasion de plusieurs maladies.

Mais, à l'âge de retour, les rôles sont changés, le sang ne coulant plus, la pléthore s'établit facilement, et alors la femme devient sujette à diverses maladies qui se rattachent à cette cause. D'un autre part, le sang menstruel étant, comme nous l'avons dit, un agent dépurateur de l'économie de la femme, il prévient et empêche pendant une période de sa vie la localisation des vices du sang, et s'oppose ainsi à la formation des lésions organiques. Cette fonction venant à cesser, on voit alors se développer les affections cancéreuses et autres lésions. Voilà pourquoi cette époque de la vie de la femme a été désignée par les médecins sous le nom d'*âge critique*. C'est qu'alors les maladies graves viennent l'assaillir de toutes parts, et l'enlever à sa famille ou bien la jeter pendant longues années dans la douleur et dans la souffrance.

Que faire donc pour prémunir la femme contre les dangers qui la menacent vers l'âge de retour? Nous n'avons qu'un conseil à lui donner : c'est de ne pas s'endormir sur le bord de l'abîme et de *consulter son médecin dès qu'elle souffre d'une manière notable à chacune de ses époques menstruelles*. Ce conseil devient un précepte de rigueur lorsque ses souffrances augmentent et que ses règles ne paraissent pas.

Mais, en général, les femmes éprouvent une grande répugnance à se consulter pour leurs indispositions; elles s'y habituent, et elles finissent par croire qu'elles sont sans aucune gravité : d'ailleurs elles s'imaginent que la science médicale ne doit pas s'en occuper, ou qu'elle est impuissante à les combattre. Ceci est une grave erreur, un préjugé funeste, car nous pouvons affirmer avec une profonde conviction que, si les femmes étaient prudentes et dociles aux avertissements de la nature, elles éloigneraient d'elles une foule de dangers dont elles sont malheureusement trop souvent les victimes.

Cette répugnance que les femmes éprouvent à consulter le médecin pour leurs indispositions vient d'une *fausse pudeur* que l'on ne saurait trop combattre, et elle est souvent portée au point que beaucoup d'entre elles les laissent le plus souvent ignorer à leur mari. A cause de cette circonstance, nous avons pensé qu'il était à propos d'indiquer à nos lecteurs les signes et les symptômes qui annoncent ces indispositions.

On peut croire qu'une femme est souffrante à chacune de ses époques lorsque ses *yeux* sont *cernés* d'un cercle brun et comme enfoncés dans l'orbite, lorsque ses *traits* sont *altérés*, et qu'elle perd, en partie du moins, la fraîcheur de son coloris. Les souffrances qu'elle éprouve sont des coliques, comme des *tranchées* analogues à celles de l'accouchement ; elles peuvent être portées au point de constituer une maladie désignée sous le nom d'hystéralgie (*douleurs hystériques*) qui fait horriblement souffrir. D'autres fois c'est une *migraine violente*, ou bien une *névralgie ;* quelquefois ce sont de véritables *crampes d'estomac ;* cet état dure seulement quelques heures et jusqu'à l'apparition des règles ; il cesse pendant qu'elles coulent, pour reparaître souvent après qu'elles ont cessé, et en particulier la migraine. Cependant, le plus ordinairement, ces souffrances périodiques se bornent à quelques coliques et à des maux de reins qui ressemblent à un sentiment de fatigue ou de lassitude dans cette région. Très-souvent les règles sont précédées ou suivies de flueurs blanches. Un grand nombre de femmes, dans les grandes villes surtout, sont sujettes aux *vapeurs* ou bouffées de chaleur au visage ; elles sont sujettes aux *spasmes*, aux *agacemements nerveux* et elles ont même assez souvent des attaques de *convulsions hystériques*. Enfin il en est d'autres qui voient à chacune de leurs époques reparaître soit une fluxion de gorge, soit une ophthalmie, l'oppression, la toux, etc.

Tous les accidents que nous venons de signaler sont le partage de la plupart des femmes pendant l'âge adulte et surtout pendant l'âge de retour, aussi leur vie est elle une *vie de souffrance* qui les rend dignes à tous égards de notre affection et de nos soins ; *car la femme est un véritable souffre-douleur :* ainsi, elle souffre pour devenir apte à la reproduction ; elle souffre pendant toute la période de sa vie menstruelle ; elle souffre lorsqu'elle a conçu ; elle souffre beaucoup pour l'enfantement ; elle souffre encore après et pendant l'allaitement ; elle souffre encore davantage lorsqu'elle cesse d'être apte à la reproduction, de telle sorte que sa vie se continue dans la souffrance et qu'elle s'éteint dans la douleur. Est-il pour le médecin un sujet plus digne de son étude et de ses soins qu'une femme souffrante ?

La cause de toutes ces souffrances est souvent, comme nous le prouverons à l'occasion, des maladies spontanées (2ᵉ *partie*, 148), un germe ou principe inassimilable qui circule avec le sang, et qui vers l'âge de retour finit par se fixer, pour donner naissance à des lésions organiques incurables et incompatibles avec la vie. Ce point essentiel sera traité lorsque nous nous occuperons des affections cancéreuses (V. 2ᵉ *partie*). D'autres fois, c'est tout simplement un état pléthorique qu'il faut combattre par des émissions sanguines.

La femme sage et prudente doit donc mettre de côté toute la répugnance qu'elle peut éprouver à cet égard, et consulter à temps toutes les indispositions qu'elle ressent à chaque mois. Le médecin qui connaît les lois qui régissent son organisation lui fera bien comprendre les dangers qui la menacent dans cet âge critique de sa vie ; mais cela ne suffit pas ; il faut encore qu'elle se soumette complétement à ses avis et qu'elle suive exactement ses conseils, et cela s'il le faut, pendant plusieurs années ; car les modifications que doit subir son organisme par l'effet de la révolution de l'âge critique ne s'accomplissent pas dans quelques semaines, ni dans quelques mois, mais bien dans une période d'années qui peut varier entre deux et dix ans.

123. *Signes de l'âge critique.* — Cette révolution de l'âge critique s'annonce, comme nous l'avons dit, par l'augmentation des souffrances aux époques menstruelles ; mais elle est annoncée surtout par l'*irrégularité de leur retour*. Elles retardent d'abord de quel-

ques jours seulement, puis elles arrivent à retarder d'un à deux mois, et alors elles reparaissent sous forme de *pertes* abondantes qui l'épuisent, et quoiqu'elles ne paraissent pas à chaque époque, la femme éprouve cependant les souffrances ou les symptômes qui les annoncent, cette irrégularité dans la menstruation peut durer pendant deux ou trois ans, et lorsqu'elles cessent tout à fait, il ne faut pas croire que la révolution de l'âge critique soit terminée; car pendant plusieurs années encore la femme éprouve les mêmes accidents de ses périodes menstruelles, mais à des intervalles de plus en plus inégaux et de plus en plus éloignés. Ces accidents sont encore l'effet d'un mouvement du sang que l'on a désigné sous le nom de *molimen menstruel,* et pendant toute sa durée la femme est encore sous l'influence de la révolution de l'âge critique, et par conséquent elle a besoin de conseils et de soins.

Il sera facile de comprendre combien ces soins lui sont nécessaires, car la nature conservatrice ayant, pendant une longue suite d'années, opéré par la voie de la menstruation, ainsi que nous l'avons dit, une déplétion et une dépuration, ne peut s'*habituer* promptement *à un état opposé* qui résulte de la suppression de cette importante fonction. Elle ne peut s'y accoutumer que par une gradation lente et insensible, qui rend indispensables certaines précautions et des soins particuliers.

124. *Conseils.* — D'après les développements dans lesquels nous sommes entré, nous pensons que les femmes qui liront ces lignes n'hésiteront pas un seul instant, d'après l'avis d'un docteur de la science, soit à se faire saigner aussi souvent que le réclamera leur état pléthorique, soit à appliquer des sangsues et même à se soumettre à sa visite et à son examen, si le besoin l'exige;

et si, fondé sur la conviction acquise par lui de la présence dans l'économie d'un principe nuisible en circulation avec le sang, il conseille l'application d'un exutoire à la cuisse (*cautère*), nous ne pouvons mieux faire ici que de joindre nos sollicitations aux siennes, afin d'engager la femme à se soumettre sans restriction et sans réserve à l'emploi de ce moyen, parce qu'il est *l'ancre de salut de l'âge critique*, car il agit comme *agent dépurateur* de l'économie et il remplace, autant que possible, la fonction dépuratrice qui doit bientôt se supprimer. Il constitue ici une *fonction supplémentaire* destinée à s'opposer à la localisation des principes hétérogènes et inassimilables qui sont, le plus souvent, le germe des maladies cancéreuses (2ᵉ *partie*).

Outre ces moyens qui sont exclusivement du ressort de la médecine, il en est d'autres que nous ne pouvons trop recommander et qui ressortent de l'hygiène; ces moyens sont :

1° Les *lavements*. — Elles doivent veiller à la liberté du ventre, car la constipation s'établit avec la plus grande facilité chez les femmes, principalement vers l'âge de retour ; aussi nous leur conseillons de prendre très-souvent des lavements simples soit à l'eau de son, soit à l'eau de rivière tiède, parce qu'en même temps qu'ils évacuent, ils rafraîchissent et calment beaucoup les souffrances; il sera quelquefois utile d'y associer des lavements calmants d'après l'avis du médecin ; mais les femmes doivent absolument s'interdire les purgatifs dits de précaution, car ils leur sont souvent très-nuisibles par l'irritation qu'ils déterminent et qui fait porter le sang vers l'utérus, surtout aux époques menstruelles.

2° Les *bains tièdes*. — Pris chaque mois au nombre de deux à quatre, principalement aux époques de la souffrance, mais alors que le sang a cessé, car ce moyen favorise singulièrement le mouvement du sang vers la peau et aide beaucoup au dégagement des organes profonds, et en particulier de l'utérus ; mais il faut les prendre avec les précautions exigées par la température et par la saison (90).

3° *Flanelles*. — Nous conseillons toujours aux femmes arrivées à l'âge de retour de porter des flanelles sur toute la périphérie du corps, surtout pendant les saisons froides, car elles ont pour but de favoriser les fonctions de la peau, dont nous avons prouvé l'importance (88) ; à l'aide de cette précaution elles seront beaucoup moins exposées aux lésions organiques.

4° *Régime*. — A cette époque de la vie le régime de la plupart des femmes doit être léger et rafraîchissant, afin de prévenir autant que possible la *pléthore des vaisseaux*, qui s'établit alors avec la plus grande facilité ; c'est pour elles le meilleur moyen d'éviter une foule de maladies qui se rattachent à cette cause et d'avoir le moins possible besoin de recourir à la saignée. Elles doivent donc, en conséquence, s'abstenir de viandes succulentes, et surtout de café et de stimulants.

5° *La fatigue*. — Elles doivent aussi de toute nécessité éviter la fatigue du corps, et surtout les travaux pénibles et les veilles prolongées ; elles doivent éviter les violences et les emportements de la *colère*, et éloigner d'elles toutes les *émotions* et les *peines morales;* car toutes ces choses leur sont extrêmement nuisibles et les jettent dans des maladies qui abrégent de beaucoup leur existence. D'ailleurs, dans tous les âges, même dans l'âge de consistance, la femme ne doit jamais être soumise à des travaux qui exigent beaucoup de force; car, prédisposée comme elle l'est chaque mois aux congestions sanguines vers l'utérus, les travaux pénibles déterminent des maladies graves de cet organe et usent rapidement la vie de la femme.

6° Enfin elles doivent être très-réservées et prudentes sous le rapport des devoirs que leur impose le *mariage*, et alors il leur sera souvent conseillé de s'*en abstenir* tout à fait s'il existe une prédisposition aux lésions organiques du côté de l'utérus; car, dans ce cas, elles devront prendre les plus grandes précautions pour prévenir le développement de ces lésions et pour favoriser la guérison de celles déjà existantes.

SIXIÈME ÉPOQUE DE LA VIE.

LA VIEILLESSE.

Nous diviserons avec quelques auteurs cette dernière période de la vie en deux parties, à cause de la différence marquée du décroissement de la force vitale avant et après la soixante-dixième année. Ainsi nous distinguerons la vieillesse verte de la vieillesse sénile.

1° *Vieillesse verte (de 65 à 75 ans)*.

125. D'après les principes généraux que nous avons posés à propos de l'hygiène de l'âge de retour, il est évident que l'homme arrivé à cette période de la vie doit s'observer lui-même et devenir, en quelque sorte, *son médecin;* car c'est alors surtout qu'il s'aperçoit qu'il n'est plus jeune et que *sa force de résistance vitale décline d'année en année*. Nous avons indiqué précédemment les causes de cette déclinaison et nous avons

vu qu'elles tiennent non pas à l'usure du principe
vital, mais bien *à l'usure des organes;* car le principe
de vie qui les anime reste toujours intact, et nous le
voyons quelquefois transmis à cet âge aussi vigoureux
qu'à tout autre par la voie de la génération chez des
vieillards qui ont bien conservé leurs forces.

Il est évident que l'*homme* parvenu à cet âge, s'il
tient à conserver sa santé et à prolonger son existence,
doit modifier ses anciennes habitudes, et même souvent
les *supprimer* totalement pour s'en créer de nouvelles
qui soient en harmonie avec l'état actuel de ses forces
et avec la nature de ses besoins. Ceci est le *point essentiel de l'hygiène des vieillards;* c'est peut-être aussi pour
eux le plus difficile. L'importance de ce précepte est
telle que celui qui parvenu à cet âge ne veut pas
prendre plus de précautions hygiéniques que par le
passé, et qui tient à conserver ses anciennes habitudes,
en est presque toujours la victime; car, par cette voie,
il arrive facilement à la maladie et il abrége de beaucoup ses jours; il succombe soit dans une attaque violente qui l'enlève en peu de jours, ou il tombe dans
des maladies chroniques dont il ne peut plus se débarrasser.

126. *Effets de l'âge sur l'organisme.* — L'homme doit
savoir qu'à mesure qu'il avance en âge ses fonctions
organiques s'accomplissent avec moins de perfection :
ainsi la peau transpire moins bien, parce que son tissu
se resserre et que les pores s'effacent, le cœur diminue
d'énergie et le sang est projeté avec moins de force, il
traverse alors avec moins de facilité les vaisseaux capillaires, une partie de ces vaisseaux s'oblitèrent et
s'effacent; la respiration est moins large et moins complète, parce que les capillaires du poumon suivent
aussi la même marche que les autres ; la digestion

est moins prompte et moins facile, la nutrition moins parfaite; toutes les sécrétions diminuent, la force musculaire décline sensiblement, et l'homme s'aperçoit facilement qu'il ne peut plus supporter les travaux prolongés, ni la fatigue, ni surtout les veilles; il sent davantage le besoin de prendre du repos; l'organe de la pensée, le cerveau lui-même se ressent aussi du progrès de l'âge et il n'est plus apte, comme par le passé, aux travaux intellectuels qui exigent une grande activité et une grande contention d'esprit.

127. *Conseils.* — L'homme sage et éclairé doit donc écouter et suivre les *avis salutaires de la nature conservatrice*, et s'il sait s'observer lui-même, elle sera *son meilleur guide.* Ainsi, il favorisera les fonctions de la peau en portant des flanelles et des vêtements plus chauds et il suivra à cet égard les variations de la température. Il évitera avec le plus grand soin les répercussions de la sueur. Il évitera la fatigue, et surtout celle qui peut épuiser ses forces, et il prendra un repos suffisant pour les réparer. Il aura soin de régulariser ses repas et de ne prendre que la quantité d'aliments que réclament les besoins actuels de son organisme, et cela pour soutenir suffisamment ses forces sans tomber dans l'état pléthorique. Il n'usera du mariage que d'après un besoin réel, car alors l'abus épuiserait rapidement le principe de vie qu'il possède encore. Enfin, s'il veut se conserver encore pendant quelques années, il fera en sorte de se délivrer de l'embarras des affaires, sans passer pour cela d'une vie active et laborieuse à une vie oisive et inoccupée. Il saura donc se créer une occupation en rapport avec l'état actuel de ses forces et de ses facultés.

Nous venons de tracer rapidement l'hygiène qui convient à cette première partie de la vieillesse, en tant que l'homme a conservé jusque-là sa santé ; mais si, parvenu à cet âge, il est habituellement valétudinaire, et si, surtout, il est déjà affecté de quelques maladies chroniques, il doit modifier ses habitudes et son hygiène d'après les besoins actuels de son organisation maladive ou vicieuse.

128. *État valétudinaire.* — Le vieillard habituellement souffrant doit redoubler de soin et d'attention pour conserver sa frêle existence. Il doit surtout acquérir et posséder des notions relatives à son tempérament et à sa manière d'être. Il doit savoir en particulier quels sont chez lui les organes souffrants et connaître en quelle manière ils sont souffrants. Enfin il doit avoir pour guide et pour ami un médecin qui puisse le diriger dans la recherche et dans l'application des moyens qui lui conviennent.

Sous le rapport de l'hygiène, trois choses surtout sont essentielles aux vieillards valétudinaires, ce sont : les vêtements bien chauds, le régime et l'exercice.

1° *Les vêtements chauds* sont indispensables non-seulement pour favoriser la transpiration, mais encore pour éviter le plus possible les pertes de calorique vital, qu'ils réparent toujours difficilement.

2° *Le régime* n'est pas moins indispensable, car les vieillards habituellement souffrants doivent surtout éviter les écarts de régime, et ils doivent en conséquence choisir toujours des aliments d'une digestion facile, afin de ne pas fatiguer leur estomac et de conserver l'intégrité de ses fonctions, si essentielles à la santé.

3° *L'exercice.* — Ils doivent enfin, par un exercice approprié à leurs forces et à leurs goûts, entretenir chez eux l'activité du mouvement de la vie, qui tend naturellement à se ralentir par le progrès de l'âge et par leur état de souffrance habituelle. Cependant, ils doivent toujours éviter la fatigue, car ils réparent très-difficilement leurs forces lorsqu'ils les ont épuisées.

Les conseils que nous venons de donner s'appliquent également aux personnes arrivées à la vieillesse avec des lésions organiques ou des maladies chroniques. Il leur importe surtout de connaître quel est chez elles l'organe malade et de quelle manière il est malade, afin qu'elles puissent éviter les causes d'aggravation de leur maladie. Nous leur rappellerons aussi le conseil que nous venons de donner, c'est-à-dire d'avoir pour ami un médecin capable de leur indiquer, d'une part, les causes qui peuvent développer leur maladie, de l'autre, les moyens d'en arrêter le progrès.

2° *Vieillesse sénile.*

129. La vieillesse sénile comprend la période extrême de la vie, celle qui conduit graduellement l'homme à la mort par l'*usure totale des organes.* Elle commence en général entre 75 et 85 ans. Sa durée, comme son commencement et sa fin, sont illimités et variables pour chaque individu pris isolément. Elle se traduit à l'extérieur par les symptômes de la *décrépitude.*

La décrépitude se manifeste par la *caducité* : ainsi, le corps s'affaiblit et se courbe, les chairs s'affaissent, les traits maigrissent et se rident à l'excès, les yeux s'enfoncent dans l'orbite, ils perdent leur éclat et leur vivacité, la parole s'affaiblit et s'éteint, les membres tremblent et ne peuvent plus soutenir le poids du corps : aussi faut-il aux vieillards caducs un appui pour soutenir leur corps débile. Ce n'est pas tout, les fonctions vitales languissent ; ainsi, la circulation s'affaiblit de

plus en plus, la respiration ne s'effectue qu'incomplétement et l'influx nerveux a presque perdu toute son
activité; par suite, les fonctions nutritives s'affaiblissent
au point de ne plus réparer les pertes incessantes de
l'organisme et le corps s'affaisse de plus en plus; les
fonctions d'excrétion et de dépuration sont frappées
d'inertie et la nature conservatrice a perdu tous ses
droits. Le cerveau, l'organe de la pensée et de l'intelligence, a perdu aussi son activité; ainsi la mémoire fait
constamment défaut, le jugement est redevenu imparfait: aussi le vieillard arrivé à la caducité ne se raisonne
plus, il n'est même plus capable de gouverner ses
affaires ni de se gouverner lui-même. Ses sens sont
émoussés et affaiblis, il n'a plus que des sensations perverties et incomplètes qui faussent son jugement. Cependant personne plus que lui ne tient à ses opinions,
car il ne se rend pas compte de l'affaiblissement de ses
sens et de l'usure de ses organes.

Si ses sens extérieurs perdent leur activité, le *sens
intime* et les sentiments qui se rapportent aux impulsions instinctives sont également à peu près réduits au
silence; aussi le vieillard décrépit n'est-il presque plus
en état d'éprouver la sympathie, ni même trop l'antipathie; il devient même complétement indifférent à ce
qui l'entoure; ce qui le touche seulement, ce sont les
soins qu'on lui rapporte, car il devient alors essentiellement égoïste, et l'instinct de sa propre conservation est
chez lui le dernier sentiment, celui seul qui survit à
tous les autres.

Ainsi donc, l'homme arrivé à cette période extrême
de la vie *est redevenu semblable à l'enfant* par l'état de
ses forces et de ses facultés; et pour arriver à ce point,
il a repassé dans son voyage de la vie par les mêmes
phases qu'il avait traversées jadis dans sa course pro-

gressive et ascendante, mais d'une manière opposée;
car à son entrée dans la vie, il a progressé graduellement vers la perfection que devait atteindre son organisme, depuis sa naissance jusqu'au complément de
l'âge viril ; tandis qu'à partir de l'âge de retour, il a
perdu graduellement, et d'abord insensiblement, ses
forces physiques et ses facultés ; puis nous le voyons, à
partir de la vieillesse, subir un affaissement plus notable et même très-sensible d'année en année, et dans
la dernière période de sa vie, nous le voyons, successivement, d'abord redevenir enfant par l'affaiblissement
de ses facultés et par l'imperfection de ses sens, puis,
vers la fin de sa carrière, nous le voyons redevenir petit
enfant par la nullité absolue de son être. Ainsi, *l'homme
revient à son point de départ après avoir parcouru le
cercle de la vie.*

130. *Conseils aux vieillards arrivés à la caducité.* —
Quelle que soit la position du vieillard arrivé à la caducité, lorsqu'il peut encore marcher, il doit, s'il veut pendant quelque temps encore soutenir sa frêle existence,
prendre beaucoup de précautions pour éviter les *chutes*,
car un grand nombre d'entre eux périssent par cette
cause, et le plus souvent à la suite des fractures qui en
sont la conséquence, car à cet âge les os se fracturent
avec une extrême facilité, parce qu'alors ils sont très-
friables, tandis que leur consolidation est à peu près
devenue impossible, parce qu'ils n'ont plus de sucs ni
d'artères nourricières. Aussi le vieillard caduc ne de-
vrait-il jamais sortir sans s'appuyer sur le bras de quelqu'un, et, redevenu enfant par l'état de ses forces,
doit-il se laisser guider et conduire comme un enfant.

Le *régime* des vieillards arrivés à la caducité doit
être proportionné à l'état actuel de leurs forces et à la
puissance fonctionnelle de leur estomac. Cependant,

pour soutenir les forces d'un vieillard décrépit, il lui
faut une *nourriture succulente,* mais prise en petite quantité ; car, comme les enfants, ils doivent prendre plus
souvent l'aliment que les adultes dans la vigueur de
l'âge. Mais le repas du soir doit être fort léger, un potage leur suffit pour dormir ensuite. Quant aux substances alimentaires qui leur conviennent le mieux, ce
sont les viandes rouges de bœuf ou de mouton, rôties,
grillées ou cuites à l'étuvée, le veau et les viandes
blanches leur conviennent aussi. Il en est de même des
œufs et du poisson ; mais ils ne doivent user que très-
rarement de légumes féculents et de laitage, car ces
aliments favorisent l'*atonie des organes digestifs,* toujours
à craindre chez les vieillards ; aussi doivent-ils s'en
abstenir absolument s'ils occasionnent de l'embarras
pendant la digestion.

La *boisson* des vieillards parvenus à cet âge doit
être *tonique* et *stimulante,* car pour les soutenir il faut
stimuler l'organisme prêt à défaillir. *Il faut réveiller
l'énergie vitale et soutenir* autant que possible *les forces
radicales de la vie.* D'où le vieil adage : Le *vin* est
le *lait des vieillards.* Ainsi le vin coupé au tiers, ou
même à moitié, le cidre pur ou la bière forte sont les
boissons convenables pour l'usage ordinaire ; et après
les repas principaux, un demi-verre de vin pur ou deux
cuillerées de vieille eau-de-vie facilitent singulièrement
la digestion et sont très-propres à soutenir leurs forces.
L'usage habituel du café est aussi pour les vieillards
qui n'en ont pas fait abus dans les âges précédents un
moyen excellent pour prolonger leur existence.

Les soins de propreté sont tout à fait indispensables aux vieillards arrivés à la caducité : ainsi les lotions où lavages, quelques bains, le linge blanc souvent renouvelé, les flanelles sont d'excellents moyens ;

mais nous recommandons particulièrement l'usage des
frictions faites sur toute la périphérie du corps soit avec
une brosse douce ou une flanelle. Ce moyen active singulièrement les fonctions de la peau, qui tendent naturellement à s'affaiblir, et il est très-propre à la nettoyer, à l'assouplir et à lui rendre le ton qu'elle a perdu
par le progrès de l'âge. D'ailleurs est-il rien de plus res-
pectable qu'un vieillard qui est tenu proprement? Par la
propreté, il semble rajeuni, et on dit de lui : *C'est un
beau vieillard.*

Autant que leurs forces le leur permettent, les vieillards doivent faire tous les jours plusieurs promenades
à pied, et lorsqu'ils ne pourront plus marcher, ils se feront promener en voiture suspendue. Leurs promenades
de pied seront courtes et en pays droit et uni ; ils doivent s'appuyer sur le bras de quelqu'un et il serait très
à propos d'avoir à leur disposition un siége pliant pour
les faire se reposer.

A mesure que le vieillard usé par les années sent ses
forces décliner, il doit rester plus longtemps au repos,
il doit donc se lever plus tard et se coucher plus tôt,
car il lui faut plus de temps pour reposer les forces qu'il
perd par l'exercice de ses fonctions organiques; car, à
cet âge, et surtout à mesure qu'il approche de sa fin,
tout est pour lui une fatigue : ainsi il ne peut rester
longtemps debout, ni même assis sans se fatiguer; pour
lui, faire une conversation est une chose fatigante,
digérer même est un travail qu'il n'accomplit pas
toujours sans difficulté. Aussi nous conseillons à tout
vieillard qui se trouve dans ce cas de se coucher pendant le travail de la digestion. Ceci explique parfaitement pourquoi le vieillard arrivé à la décrépitude est
réduit à garder le lit pendant la plus grande partie du
temps, et pourquoi aussi, redevenu semblable aux en-

fants du premier âge par l'absence des idées et des sensations, il dort plus longtemps qu'il ne veille.

Enfin le vieillard ou les personnes qui sont chargées de lui donner des soins doivent veiller à la liberté des fonctions d'excrétion, l'émission de l'urine et la défécation, car l'atonie générale qui frappe alors tous les appareils organiques porte aussi ses effets sur les réservoirs naturels : la vessie et le rectum ; ainsi pour obtenir des évacuations alvines régulières, on leur donnera tous les trois jours seulement, soit un bol d'aloès, soit une cuillerée d'huile de ricin, ou bien encore un verre de décoction de séné, suivant leur goût, ou bien d'après les indications du médecin.

TABLEAU DE LA MORT NATURELLE.

131. Après avoir étudié l'homme dans toutes les phases de sa vie, depuis sa naissance jusqu'à l'extrême caducité, il est à propos d'aborder, comme complément de cette belle étude, le dénoûment qui l'attend à son dernier terme. Nous voulons parler de la *mort naturelle*, c'est-à-dire du mode de terminaison par lequel la vie s'éteint chez le vieillard usé par le temps.

Nous supposons le vieillard arrivé au terme de sa carrière exempt d'infirmités et de lésions organiques, c'est-à-dire n'offrant à l'observation du médecin rien autre chose que des organes affaiblis et usés, dont les fonctions sont seulement ralenties par le fait même de l'usure qu'ils ont subie. Voyons maintenant de quelle manière la vie abandonne ce corps usé, qu'elle ne peut plus ni soutenir ni alimenter.

Nous avons vu à peu près constamment chez ces vieillards la vie s'éteindre de deux manières différentes : 1° par une réaction impuissante ; 2° subitement et sans

réaction aucune. Dans le premier cas, *la vie semble
un instant vouloir encore lutter contre la mort*, et la nature conservatrice fait un pénible et dernier effort pour
ressaisir ce principe de la vie qui va lui échapper;
mais, réduite à l'impuissance, elle s'épuise enfin dans
cette lutte inégale, et *elle succombe*. Dans le second,
elle s'éteint subitement par la cessation instantanée des
mouvements du cœur, et cela *sans effort, sans lutte,
comme sans agonie*. Nous allons décrire l'un et l'autre
de ces deux modes d'extinction de la vie. Le premier
constitue la fièvre soporeuse des vieillards.

1° *Fièvre soporeuse.*

132. La fièvre soporeuse des vieillards est caracté-
risée par un sommeil semi-apoplectique qui augmente
en raison de la fièvre et qui dure autant qu'elle.

Cette fièvre tient toujours à l'épuisement de la vitalité
et surtout au défaut de résistance vitale dans l'organe
cérébral. Elle se manifeste ordinairement soit après un
repas plus copieux qu'à l'ordinaire, soit à la suite d'un
exercice trop prolongé pour l'état des forces, soit par
l'effet d'une suractivité du cerveau, comme une émotion
vive, un mouvement de colère chez certains vieillards
encore impressionnables; en général, elle peut être oc-
casionnée par toutes les causes qui peuvent chez un
vieillard débile achever d'épuiser ses forces.

Cette fièvre débute tout à coup par une fatigue et une
lassitude générale, le malade s'endort et tombe immédiatement dans un état semi-apoplectique; le visage et
les yeux s'injectent de sang, la face devient vultueuse,
les membres sont dans un état de résolution plus ou
moins complet, et lorsque la fièvre est portée à un degré
prononcé, il est comme engourdi et paralysé de tous ses

membres; le sentiment est même presque entièrement aboli, et alors on ne peut plus le tirer de cet assoupissement qui simule une attaque d'apoplexie.

La durée de cette fièvre varie depuis deux jours jusqu'à six jours, mais c'est ordinairement du troisième au quatrième jour qu'elle se termine par la mort ou par la guérison. Dans ce dernier cas, qui n'est pas fort rare, à mesure que la fièvre diminue le visage reprend peu à peu son aspect naturel, l'intelligence reparaît d'abord comme un point à l'horizon, puis peu à peu la connaissance et les idées reviennent comme avant la fièvre. Alors les fonctions vitales et nutritives se rétablissent, ainsi le pouls revient et se régularise, la respiration cesse d'être bruyante, l'appétit renaît et la digestion s'accomplit.

Cependant la fièvre soporeuse est la voie qui conduit le plus souvent les vieillards usés par le temps à l'extinction de la vie, et dans ce cas le sommeil apoplectique qui la caractérise est porté au point de simuler l'attaque d'apoplexie la plus complète; il y a peu de rémission et la fièvre redouble avec intensité; dans ce cas, le pouls se déprime et s'affaisse. Il offre de fréquentes intermittences; il devient très-irrégulier et même filiforme; puis il se ralentit et il disparaît même à l'artère radiale. La respiration se ralentit elle-même et elle devient irrégulière et entrecoupée; en un mot, les grandes fonctions sur lesquelles repose la vie s'affaiblissent de plus en plus et le malade s'éteint vers le déclin de la fièvre, absolument comme une lampe qui s'éteint lorsqu'elle manque d'huile; la vie s'exhale avec le dernier souffle sans souffrance comme sans agonie.

On voit très-souvent le vieillard sur le point de s'éteindre dans la fièvre soporeuse recouvrer pour un instant seulement et quelques heures avant sa mort l'exercice libre et régulier de ses facultés intellectuelles, au point que les personnes qui l'entourent le croient hors de tout danger. Cet heureux état, que nous pouvons appeler sans crainte un bienfait providentiel, donne le temps au vieillard prêt à descendre dans la tombe de régler ses affaires les plus importantes; mais il faut se hâter, car le *flambeau de la vie*, après avoir jeté comme une lampe sépulcrale un *dernier foyer de lumière*, va à l'instant même s'éteindre pour toujours!!!

2° *Extinction subite.*

133. Il est un certain nombre de vieillards décrépits qui s'éteignent subitement sans présenter à l'avance aucun symptôme qui annonce la fin de leur existence. Dans ce cas encore, la vie s'exhale avec le dernier souffle sans souffrance comme sans agonie. Et ce vieillard qu'un instant auparavant on avait quitté en apparence plein de vie, on le trouve gisant et inanimé sans qu'il ait fait aucun mouvement et sans qu'aucune convulsion ait laissé sur son visage aucune trace qui décèle une souffrance au moment où la vie s'est éteinte en lui. Son âme s'est, pour ainsi dire, envolée; elle s'est échappée de sa prison pour retourner vers son Auteur.

Cette fin si douce n'est pas la mort; elle est le partage de l'homme dont la vie s'est accomplie sans secousse violente, et qui a conservé jusqu'à la fin une constitution parfaite et surtout une grande harmonie dans l'accomplissement de ses fonctions organiques. Nous la considérons comme une récompense que Dieu a réservée seulement à ceux qui ont marché toute leur vie dans les voies de la sagesse et de la tempérance. *Ces hommes* ayant accompli leur temps ne meurent pas, ils finissent.

DURÉE DE LA VIE. — LONGÉVITÉ.

Nous venons d'étudier l'homme dans toutes les phases de sa vie, nous l'avons vu parcourir successivement le cercle tracé par le Créateur et arriver graduellement à l'extinction de la vie par l'usure progressive de ses organes. Nous avons fait connaître à nos lecteurs les causes qui hâtent cette déclinaison de la vie et qui font arriver plus vite l'homme à son terme fatal ; nous allons actuellement, comme complément de cette belle étude de l'homme, indiquer quelle est la longévité qu'il lui est donné d'atteindre et quelles sont les causes principales qui peuvent la favoriser.

La durée ordinaire de la vie humaine varie, comme nous l'avons dit, entre 75 et 85 ans ; cependant il est un certain nombre d'individus qui poussent leur carrière bien au delà de ce terme et qui vivent près d'un siècle, et quelques-uns même dépassent la durée d'un siècle de plusieurs années ; mais le nombre de ces individus est bien minime par rapport à la masse des populations.

Quelques écrivains qui se sont occupés de statistique, d'après les tables de mortalité dressées pour la France, et entre autres M. Divillard, ont trouvé que, sur un million d'individus, on en voit parvenir 34,700 à quatre-vingts ans ; 3,830 à quatre-vingt-dix ans ; 207 à cent ans ; 135 à cent un an ; 84 à cent deux ans ; 51 à cent trois ans ; 29 à cent quatre ans ; 16 à cent cinq ans ; 8 à cent six ans ; 2 à cent huit ans et un seul à cent neuf ans. Il n'en est aucun en France qui, sur ce nombre, soit parvenu à cent dix ans. Ainsi, sur un million on trouve 557 centenaires ; ce qui fait un centenaire sur 1876 individus.

D'après l'étude que nous avons faite des lois de la vie et des conditions de la santé, nous pouvons résumer en peu de mots les causes qui favorisent la longévité et enseigner à l'homme les moyens de pousser aussi loin que possible la carrière qu'il est appelé à fournir ; ainsi les conditions de la longévité chez l'homme sont les unes indépendantes de sa volonté, et les autres en dépendent absolument.

Les causes indépendantes sont :

1° *Une bonne constitution native et originelle.* — Elle est la base principale sur laquelle repose la longévité (27), car c'est elle seule qui imprime à l'organisme cette force de résistance vitale qui s'oppose à l'usure des organes.

2° *L'harmonie entre toutes les fonctions organiques.* — Et principalement celles sur lesquelles repose la vie, c'est-à-dire l'innervation, la circulation et la respiration (trépied vital) (1 et suiv.), ensuite l'accomplissement régulier des autres fonctions par le moyen desquelles la vie se conserve et se soutient, ce sont : les fonctions nutritives (*digestion* et *nutrition*) (10) ; enfin la régularité de celles qui entretiennent la santé et que nous avons fait connaître sous le nom de fonctions dépuratrices (11).

3° La *lenteur de l'accroissement.* — Il est reconnu que les individus qui croissent lentement et d'une manière régulière, sans secousses, ni de trop grands dérangements pour la santé, surtout lorsque la taille n'est ni trop exiguë, ni trop élevée, sont plus assurés de vivre longtemps, toutes choses égales d'ailleurs, que ceux dont l'accroissement est rapide et terminé de bonne heure, surtout s'il s'est effectué avec des secousses et de notables dérangements dans la santé, et qu'ils soient de petite taille ou qu'ils dépassent de beaucoup la moyenne.

4° L'*habitation d'un climat tempéré.* — Cette circon- stance, qui dépend en bonne partie de la volonté de l'homme, est, en général, favorable à la longévité, car l'homme n'y parvient pas dans les climats brûlants de la zone torride, ni sous les glaces des pôles; cependant on trouve plus de centenaires en remontant vers le Nord que dans les pays méridionaux, l'Espagne et l'Italie. Ainsi, le nord de l'Angleterre, l'Écosse, la Suède et la Norwége ont fourni des faits authentiques assez nom- breux d'individus qui ont vécu depuis 110 jusqu'à 160 ans; un seul est parvenu à 169 ans, cinq ans de moins qu'Abraham.

Parmi les causes de longévité qui dépendent absolu- ment de l'homme, nous avons :

1° L'*harmonie du physique et du moral.* — Elle résulte, comme nous l'avons prouvé, des principes d'une bonne éducation, à partir de l'enfance jusqu'après la puberté; ensuite, pendant la jeunesse et pendant l'âge viril, elle se rattache à l'usage régulier et convenable que l'homme fait de ses deux facultés essentielles, l'intelligence et le sens moral ; car, lorsqu'il a appris de bonne heure à maîtriser et à diriger ses impulsions instinctives par la raison, il conserve alors cette harmonie du physique et du moral sur laquelle reposent pour lui la santé et une longue vie.

2° Le *calme de l'âme.* — Il est facile d'apprécier toute l'influence qu'exercent sur la durée de la vie de l'homme une conscience tranquille, des mœurs pures et les douces émotions de la famille; car, comme nous l'avons dit, elles ont pour effet de développer l'activité des fonctions vitales et d'irradier dans tout l'organisme ce principe d'énergie et de force qui entretient la santé et

16

affermit la vie (65) ; c'est pourquoi l'homme placé au sein de la famille qui remplit les obligations qu'elle lui impose coule des jours longs et paisibles.

3° L'*exercice régulier et convenable des forces et des facultés.* — Nous avons vu partout, dans le cours de cet ouvrage, que c'est par l'exercice de ses fonctions organiques que l'homme dépense la somme de vitalité qu'il a reçue, et nous avons prouvé que ses organes s'usent d'autant plus vite qu'ils ont fonctionné avec une plus grande activité. C'est pourquoi l'exercice régulier et convenable de ses fonctions organiques lui assure non-seulement la santé, mais il est pour lui le plus sûr garant d'une grande longévité ; car alors ses organes s'usent plus lentement, et c'est au point qu'il traverse souvent la majeure partie de la vieillesse presque sans s'apercevoir qu'il y est arrivé. Ce n'est que peu à peu et par le mouvement régulier et incessant de la vie que la vitalité des organes finit par s'épuiser, et que la résistance vitale dont ils sont doués vient à défaillir ; alors seulement la vie s'abaisse lentement et graduellement, par le progrès de l'âge, jusqu'à ce que, la réaction venant à faire défaut complétement, le principe de la vie abandonne ce corps usé par les années qu'elle ne peut plus soutenir.

RÉSUMÉ GÉNÉRAL DE L'HYGIÈNE

ou

INFLUENCE DE L'HABITUDE SUR LA SANTÉ ET SUR LA DURÉE DE LA VIE.

Pour résumer en quelques pages les règles hygiéniques et les préceptes relatifs à la santé que nous venons de soumettre au jugement de nos lecteurs, nous avons pensé qu'il était utile et convenable d'étudier comme complément de l'hygiène l'influence de l'habitude sur la santé et sur la durée de la vie.

L'HABITUDE EST UNE SECONDE NATURE.

Ce principe est si vrai qu'on peut dire que c'est presque toujours l'habitude qui nous fait ce que nous sommes; elle y a au moins la plus grande part, et son influence est telle, qu'*elle modifie puissamment notre manière d'être*. Il a été très-facile de s'en convaincre en lisant les pages de ce traité où nous nous sommes occupé du développement physique, de l'éducation, du tempérament, de la constitution, de l'intelligence et des passions. Presque partout on retrouve le pouvoir de l'habitude. Ce qui va suivre n'est en quelque sorte qu'un résumé de toute l'hygiène, propre à faciliter les moyens d'en faire d'utiles applications. Nous allons étudier l'habitude sous le rapport du développement de la constitution et du tempérament, sous le rapport du caractère, de la physionomie et des passions; sous le rapport des facultés de l'intelligence, et enfin son influence générale sur la santé d'après les âges.

16.

1° *Influence de l'habitude sur la constitution.* — C'est l'habitude qui, dans l'enfance et dans la jeunesse, par les modifications qu'elle imprime à l'organisme, donne la *vigueur à la constitution* et produit des sujets forts ou débiles; et, à part ce qui appartient à la force native et originelle, c'est encore elle qui augmente ou qui affaiblit la résistance vitale : ainsi, comparez deux jeunes gens dont l'un a été élevé avec délicatesse et excès de précautions, tandis que l'autre a été livré exclusivement aux soins de la nature. Le premier est débile et faible, toujours valétudinaire, souvent atteint par la maladie, et cela parce qu'il ne peut résister aux influences extérieures; le second est, au contraire, fort et résistant; il supporte parfaitement le froid, la pluie, les travaux, les chutes, les blessures (30). Sa puissance vitale est telle que si son organisme est pour un instant ébranlé par ces causes, l'équilibre se rétablit aussitôt par la réaction qui s'opère sous l'influence de l'harmonie des grandes fonctions.

2° *Influence de l'habitude sur le tempérament.* — C'est surtout ici que l'habitude exerce son influence directe et immédiate. Ainsi, à part quelques circonstances relatives à l'hérédité, on peut dire que chaque modification de tempérament est le résultat des habitudes particulières à chacun. D'après ce que nous avons dit à ce sujet, on a pu voir que l'homme peut à peu près produire, à son gré, le tempérament sanguin, le bilieux, le musculaire et même le lymphatique. Quant aux deux formes de tempérament nerveux, et principalement le nerveux sympathique, bien qu'ils soient eux-mêmes développés ou modifiés par le pouvoir de l'habitude, ils sont cependant beaucoup moins que les autres sous l'influence de la direction imprimée par la volonté, et ils échappent par conséquent aux combinaisons de la

science hygiénique ; car l'homme n'est pas le maître de
refuser les impressions qui lui viennent du dehors, et
nous avons vu que ce sont elles qui, par l'effet de l'habitude, établissent la prédominance du système nerveux et qui rendent l'homme sensible et irritable, au
point que le premier mouvement échappe presque toujours à la volonté (56 et 57).

3° *Influence de l'habitude sur le caractère.* — Le caractère est pour ainsi dire formé de toutes pièces par
l'habitude, car il dérive d'abord du tempérament propre
à chaque individu (51), puis de l'éducation qu'il a reçue (32-33), et enfin du genre de vie qu'il a adopté ou
des passions (68 et suiv.), car on a vu que ce sont
toutes ces circonstances qui rendent les hommes bons
ou méchants, vertueux ou vicieux, sensibles ou égoïstes;
et, à part quelques nuances qui se rattachent à l'hérédité,
que ce sont les habitudes bonnes ou mauvaises qui font
l'homme ce qu'il est, sous le rapport moral comme sous
le rapport physique.

4° *Influence de l'habitude sur la physionomie.* — Puisque
c'est l'habitude qui forme le caractère, elle imprime par
conséquent son cachet sur la physionomie; ainsi les
traits, le maintien, la démarche, les actions, la proso-
pose et en général toutes les fonctions d'expression
reçoivent de l'habitude un *cachet indélébile*. Ce cachet,
bien qu'il puisse être pour un instant modifié par l'influence de la volonté, reparaît aussitôt que l'attention
est reportée sur un objet en rapport avec les goûts, les
intentions et les passions particulières à l'individu qui
veut déguiser sa manière d'être ou de penser. Ce que
nous venons de dire constitue la base d'une saine et
d'une bonne physiognomonie.

5° *Influence de l'habitude sur les passions.* — Nous
avons démontré que les passions sont le résultat des

appétits instinctifs et de la perversion du sens moral (33),
que la raison, supérieure à l'instinct, a été donnée à
l'homme par le Créateur pour dominer et pour diriger
les impulsions de l'instinct vers un but utile à lui-même,
à sa famille et à la société, et que la volonté est placée
comme un point mobile entre la raison et l'instinct, prête
à céder à l'un ou à l'autre suivant l'ascendant que possèdent l'un sur l'autre ces deux principes moteurs de
l'âme humaine (37). Nous posons en fait que l'homme
ne naît pas nécessairement vertueux ou vicieux ; il apporte seulement en naissant le germe des vertus ou des
vices, et nous avons vu à l'occasion des passions que
ce germe se développait par le fait même des habitudes
contractées sous l'influence de l'exemple et de l'éducation ; nous avons vu aussi que l'habitude de résister
aux impulsions instinctives rend la raison supérieure à
l'instinct et fait l'homme bon et raisonnable, tandis
qu'au contraire l'habitude de céder à ces impulsions
rend l'instinct supérieur à la raison et fait l'homme
méchant et vicieux.

Cependant l'homme vertueux n'arrive pas tout à coup
aux dernières limites de la vertu; il doit, avant d'y
arriver, lutter souvent et pendant longtemps afin de
faire *triompher complétement la raison* et d'anéantir ses
penchants mauvais ; il doit, à force de patience et de
persévérance, imprimer par l'habitude à ses impulsions
instinctives une direction bonne et utile, et, pour parvenir à ce but, il lui faut souvent s'adresser à l'Auteur
de tout bien.

De même l'homme vicieux ne devient pas tout à coup
criminel. Ce n'est que par une succession de fautes de
plus en plus graves, qui laissent toujours après elles au
fond de la conscience un *remords* et souvent une
crainte mêlée de regret, qu'il arrive graduellement par

l'habitude, c'est-à-dire par la répétition de ces actions mauvaises, à étouffer en lui le cri de sa conscience et à commettre le crime.

6° *Influence de l'habitude sur les facultés de l'intelligence.* — Chacune des facultés de l'intelligence est soumise également au pouvoir de l'habitude. Par exemple : les *impressions* et les *sensations* sont puissamment modifiées par l'habitude. Ainsi, tel bruit qui ne pouvait d'abord être supporté sans occasionner la gêne, l'agacement et même l'impatience, devient peu à peu plus supportable et finit même par devenir agréable. On s'habitue au bruit du canon, des marteaux, des vagues, du tonnerre et même à l'apparition subite des éclairs. On finit par trouver agréables des visages et des animaux qui avaient d'abord paru repoussants.

Les perceptions se développent et se perfectionnent sous l'influence de l'habitude. C'est ainsi que les sens acquièrent par l'exercice une finesse et une précision quelquefois merveilleuses au point qu'ils peuvent même arriver à se suppléer l'un à l'autre, c'est ce qu'on observe chez les aveugles, qui lisent avec la pulpe des doigts, et chez les sourds-muets qui entendent par signes et qui expriment leurs idées par des gestes et des mouvements très-expressifs. On voit tous les jours dans certaines professions un sens souvent exercé acquérir par l'habitude une précision remarquable : tels sont le goût, l'odorat, le toucher et surtout la vision. Le médecin voit très bien à travers le corps les lésions existantes, et cela, par l'effet de l'exercice répété de ses sens de l'ouïe et du toucher.

La mémoire. — Cette faculté est rétive et paresseuse chez ceux qui ne l'ont jamais exercée, tandis qu'elle est prompte et fidèle chez ceux qui l'exercent tous les jours. Ainsi l'enfant qui étudie apprend d'abord difficilement, mais peu à peu il arrive à retenir après une simple lecture.

Le jugement lui-même se développe et se perfectionne par l'habitude : c'est ainsi qu'à force de réfléchir et de comparer, les penseurs et les hommes de génie acquièrent une maturité de jugement qui leur fait rarement défaut, tandis que les hommes superficiels qui réfléchissent peu se trompent souvent. C'est ainsi que le jugement se pervertit et se fausse chez ceux qui ne s'appliquent pas à le rectifier. Aussi c'est avec raison qu'on a dit que l'habitude émousse le sentiment et perfectionne le jugement.

La volonté. — Nous venons de voir l'influence que l'habitude exerce sur la volonté, nous n'y reviendrons pas : seulement, nous dirons ici que celui qui est parvenu à dominer ses passions et à leur imprimer une direction utile arrive à pratiquer la vertu presque sans effort ; c'est alors qu'il est heureux d'avoir eu l'avantage de fortifier sa raison et de détruire ses penchants mauvais. Voilà pourquoi l'homme vicieux arrive si difficilement à se corriger de ses défauts et à vaincre ses passions, lorsqu'il est livré à la seule puissance de sa volonté.

7° Influence générale de l'habitude sur la santé et sur la durée de la vie. — L'*homme* qui tient à conserver sa santé ou à l'améliorer *doit* avant tout *se créer de bonnes habitudes,* car, si les habitudes font l'homme moral, elles font aussi l'homme physique. Nous avons développé cette proposition dans tout le cours de cet ouvrage. Nous avons démontré partout combien est grande l'influence de l'habitude sur la santé, ainsi : les bonnes habitudes ont pour effet d'entretenir l'harmonie entre toutes les fonctions, d'où résulte la santé ; tandis que les mauvaises habitudes ont pour effet de troubler l'harmonie de ces fonctions, d'où résulte la maladie. Nous avons vu que la santé n'est le plus souvent dérangée que par suite des infractions aux règles de l'hygiène, et que ces infractions sont le plus souvent l'effet des habitudes mauvaises que l'on a contractées dans tous les âges de la vie. Ainsi, sous le rapport du régime, à combien de maladies n'exposent pas un régime mal ordonné, surtout l'irrégularité dans les repas, et les excès dans les aliments et les boissons (98, 75, 76)! L'homme violent et sujet aux emportements de la colère arrive presque toujours de bonne heure à la fin de sa carrière, par les congestions sanguines ou par les lésions organiques du cœur (69). Nous avons vu à combien de dangers les jeunes gens s'exposent sous l'influence de la plus coupable et de la plus funeste des mauvaises habitudes (42).

Ainsi donc, les pernicieux effets des habitudes vicieuses, c'est de pervertir les fonctions vitales, les fonctions nutritives et même les fonctions dépuratrices; c'est d'affaiblir la résistance vitale des organes, et par suite, d'amener plus tôt l'extinction de la vie (114 et suiv.). Elles occasionnent d'abord des troubles fonctionnels, et plus tard elles produisent des lésions organiques; car l'économie ne peut être ainsi souvent dérangée sans s'user plus vite. Les ressorts de la vie s'usent comme les ressorts de nos machines lorsqu'ils fonctionnent mal. L'habitude est donc un maître puissant et tyrannique qui domine l'homme, et qui le soumet à l'empire de sa loi, lorsque par la raison il n'a pas su s'en affranchir.

CONSEILS D'APRÈS LES DIFFÉRENTS AGES.

Pour éviter les funestes conséquences du pouvoir des mauvaises habitudes, nous allons résumer en peu de

mots les conseils moraux et hygiéniques que nous avons
déjà donnés à propos des différents âges; ainsi :

1° *Dans l'enfance.* — La première éducation se rapporte à la mère ou à la nourrice, et elle exerce sur
toute la vie une immense influence; car l'enfant suce
pour ainsi dire avec le lait le germe de ses premières
habitudes; on ne peut donc jamais veiller avec trop de
soin sur les premières impressions que reçoivent les
jeunes enfants; car elles forment la base de leur caractère, et leur santé dépend des habitudes qui se développent sous l'influence des premières impulsions instinctives qui naissent de ces impressions; car dans cet âge
l'instinct domine en maître absolu, la raison n'est encore qu'en germe, et elle ne se développera que beaucoup
plus tard. Il faut donc, dès qu'elles apparaissent, modérer et diriger ces premières impulsions de l'instinct,
et pour y parvenir il faut d'abord faire naître et développer chez le jeune enfant des sentiments affectifs
(21), et plus tard il faut se servir convenablement et à
propos du principe de l'autorité (29).

2° *Dans la jeunesse,* principalement vers la puberté. —
Pour éviter les funestes effets des mauvaises habitudes
les jeunes gens doivent s'appuyer sur les principes religieux, car *la religion seule peut les garantir du naufrage* qui les attend sur une mer remplie d'écueils et
de dangers. Ils doivent aussi bien choisir leurs amis et
rechercher surtout les personnes qui, par l'âge et par
l'expérience, sont capables de leur donner de bons conseils. Enfin ils doivent de bonne heure contracter des
habitudes de tempérance et de sagesse, car elles seront
pour eux le plus sûr garant d'une santé durable et
d'une longue vie.

3° *Dans l'âge viril.* — Pour parvenir à se créer des
habitudes favorables à la santé l'homme doit étudier

sa constitution et son tempérament, et il doit régler ses actions d'après la nature de ses besoins et de ses devoirs ; *il doit,* comme nous l'avons dit, *former un lien de famille,* et ce lien, si doux et si naturel au cœur de l'homme, sera pour lui l'élément de sa santé et d'une longue vie s'il sait se faire une heureuse habitude de chercher au sein de sa famille le bonheur que Dieu y a placé.

4° *Dans l'âge de retour.* — L'homme qui veut éviter les maladies et prolonger son existence doit s'attacher à *étudier l'état actuel de sa résistance vitale* et savoir quels sont chez lui les *organes faibles ;* car c'est en suivant les règles hygiéniques appropriées à cette connaissance, et surtout en modifiant ses anciennes habitudes, qu'il préviendra les maladies et qu'il pourra opposer, autant que possible, une barrière à l'usure des organes par le progrès de l'âge.

5° *Dans la vieillesse.* — C'est surtout à cet âge que l'habitude exerce tout son empire; car le vieillard habitué à ses coutumes et à ses usages, esclave de ses préjugés et de ses goûts, devient souvent maniaque et même déraisonnable, au point de ne pas vouloir changer ses habitudes lorsqu'il voit par des indispositions réitérées combien elles lui sont préjudiciables. Il doit donc, s'il tient à soutenir encore pendant quelque temps sa frêle existence, *rompre tout à fait avec ses anciennes habitudes* et *s'en créer de nouvelles* qui soient en rapport avec l'état de ses forces et avec les besoins actuels de son organisme.

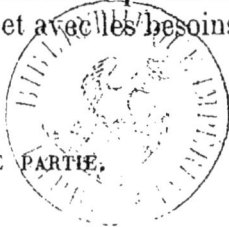

FIN DE LA PREMIÈRE PARTIE.

SECONDE PARTIE.

MALADIES QUI SE RAPPORTENT AUX AGES.

———•○•———

INTRODUCTION.

Les maladies qui peuvent atteindre l'homme aux différentes époques de sa vie sont très-nombreuses, nous ne nous occuperons seulement que de celles qui résultent, pour la plupart, des infractions aux règles hygiéniques que nous avons étudiées dans la première partie de notre travail. Ainsi, nous allons étudier successivement les maladies de l'enfance, celles de la jeunesse, celles de l'âge viril, celles de l'âge de retour et celles de la vieillesse.

Mais avant d'entrer dans les détails particuliers à chaque maladie, et pour éclairer du flambeau de la science les personnes étrangères à la médecine, nous avons pensé qu'il était à propos de donner à nos lecteurs quelques notions sur la maladie en général, et en particulier sur les maladies aiguës et fébriles, dans ce qui se rapporte à leur marche naturelle ou à leurs périodes, aux efforts salutaires de la nature médicatrice; nous y joindrons aussi quelques notions sur la fièvre, dans ce qui a rapport aux symptômes qui annoncent le danger, et aux signes qui indiquent le retour à la santé. Enfin nous ajouterons quelques notions sur la *malignité* dans les maladies, afin de faire voir à nos lecteurs qu'il y a des maladies si graves par leur nature, et si insidieuses par leur marche, qu'il est rarement possible au médecin d'en triompher.

Toutes ces notions nous ont paru d'une importance si grande, que sans elles l'objet principal de notre travail serait en partie manqué; car, en nous proposant d'apprendre à l'homme à se connaître lui-même, et par cette connaissance, de lui procurer les moyens de conserver sa santé, nous avons aussi eu pour but de lui indiquer les moyens de la rétablir lorsqu'elle est dérangée ou perdue.

Mais ce n'est pas en lui indiquant des remèdes ou des médications, car personne ne sent plus vivement que nous la nécessité qu'il y a pour tout malade de se confier aux soins éclairés d'un médecin judicieux et instruit, quand il s'agit du traitement d'une maladie quelconque; nous nous proposons seulement de donner aux personnes atteintes par la maladie quelques *conseils utiles,* afin que le malade, instruit de sa position, puisse facilement apprécier l'importance des conseils et des prescriptions qui lui seront dictés par son médecin, et que, par ce moyen, il puisse *recouvrer la santé.*

Loin de faire ici de la médecine près des malades, nous voulons au contraire faciliter à nos confrères le libre exercice de leur noble profession et leur assurer des succès en combattant une foule de préjugés qui, chaque jour, font parmi les malades des centaines de victimes, et inspirer à chacun de nos lecteurs plus de confiance dans les *secours que la science médicale offre aux personnes atteintes par la maladie :* ainsi, dans cette partie de notre travail, nous nous sommes proposé un double but, c'est : 1° d'inspirer aux malades de la *confiance dans leur médecin,* et surtout beaucoup de docilité à suivre ses conseils ; 2° de relever aux yeux du public la NOBLESSE ET LA DIGNITÉ DE LA SCIENCE représentée par le CORPS MÉDICAL, et cela dans l'intérêt de l'humanité, car il sera facile à tout homme dégagé de prévention et de préjugé, lorsqu'il aura bien compris notre pensée, de juger mieux les hommes qui représentent la science, et de savoir distinguer le mérite et la vraie science d'avec la fausse science et la médecine spéculative, exploitée de nos jours par le charlatanisme le plus éhonté.

DE LA MALADIE

EN GÉNÉRAL.

134. La *maladie* est un état de souffrance particulier à l'organisme, résultant du désordre survenu dans l'accomplissement des fonctions des organes.

Lorsque ce dérangement consiste dans un simple trouble de la fonction, sans aucune lésion de l'organe souffrant, il constitue une *maladie* ou *lésion fonctionnelle :* telles sont les maladies nerveuses et les simples indispositions.

Lorsqu'il s'accompagne d'un commencement de l'organe souffrant, tel qu'un mouvement congestionnel du sang ou une inflammation commençante, il y a alors *lésion fonctionnelle* et commencement de *lésion organique*.

La lésion organique peut *précéder* le désordre fonctionnel et en être la cause, comme dans les plaies et les blessures.

Enfin la *lésion organique* peut être *consécutive* et être le résultat de la lésion fonctionnelle, ayant agi pendant un certain temps, et dans ce cas elle peut être *fugace* et se dissiper complétement, ou bien elle peut *persister* et constituer à elle seule toute la maladie. Dans le premier cas, rentrent la plupart des inflammations lorsque la cause a cessé d'agir. Dans le second, rentrent les inflammations passées à l'état chronique (*ancien*).

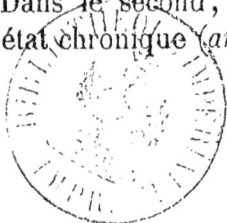

L'AMI
DES HOMMES

OU EXPOSÉ SIMPLE

DES MOYENS DE CONSERVER LA SANTÉ

ET DE PROLONGER AUTANT QUE POSSIBLE LA DURÉE DE LA VIE,

PAR

M. LE DOCTEUR PÉTRON,

TRAITÉ

D'HYGIÈNE ET DE MÉDECINE

APPLIQUÉ A TOUS LES AGES DE LA VIE
ET MIS A LA PORTÉE DE TOUTES LES CONDITIONS SOCIALES.

1ʳᵉ partie

PARIS
1853

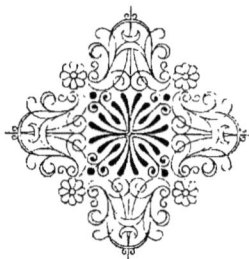

Paris. Typographie Plon frères, Imprimeurs de l'Empereur, rue de Vaugirard, 36.